生死关头

医生教你怎么活下来

李鸿政 著

U0233065

电子工业出版社·
Publishing House of Electronics Industry
北京·BEIJING

图书在版编目（CIP）数据

生死关头：医生教你怎么活下来/李鸿政著. —北京：电子工业出版社，2022.7

ISBN 978-7-121-43649-9

Ⅰ. ①生… Ⅱ. ①李… Ⅲ. ①疾病－诊疗－普及读物 Ⅳ. ①R4-49

中国版本图书馆CIP数据核字（2022）第093414号

责任编辑：郝喜娟
印　　刷：北京捷迅佳彩印刷有限公司
装　　订：北京捷迅佳彩印刷有限公司
出版发行：电子工业出版社
　　　　　北京市海淀区万寿路173信箱　　邮编：100036
开　　本：787×980　1/16　印张：18.5　字数：231千字
版　　次：2022年7月第1版
印　　次：2024年8月第6次印刷
定　　价：69.00元

凡所购买电子工业出版社图书有缺损问题，请向购买书店调换。若书店售缺，请与本社发行部联系，联系及邮购电话：（010）88254888，88258888。

质量投诉请发邮件至zlts@phei.com.cn，盗版侵权举报请发邮件至dbqq@phei.com.cn。

本书咨询联系方式：haoxijuan@phei.com.cn。

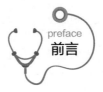

preface
前言

读者朋友您好，这是我写的第二本医学科普书。

本书名为《生死关头：医生教你怎么活下来》，顾名思义，我希望读者们看完这本书后能有所收获：能更熟悉自己的身体；当自己或亲人朋友遇到疾病时，能更加有效、准确地跟医务人员沟通，并且做出正确的决策，最终战胜疾病，重获健康。

这本书延续了我第一本书《生命的反转：急重症科医生手记》的风格，与大多数知识讲解类的科普书不同，这本书依旧是通过讲述一系列惊心动魄的医疗抢救故事，来达到普及医学常识的目的。这些精彩的故事基本上都来源于真实的病例。

很多读者已经向我反馈，通过阅读我写的医疗病例，能让他们更加了解医学，了解人体，了解医生诊断治病的过程，了解疾病的复杂性。读者们对我的肯定，是我笔耕不辍的动力。

一个危重患者的抢救，通常需要很多科室的鼎力协助，"单兵作战"是难以成功的。在这个过程中，医生的临床思维处于主导地位。医生要思考：为什么患者会有这个症状（如胸痛、腹痛）？症状背后的真正病因是什么？只有找到真正的病因，才能进行更有效的治疗。

但医生寻找病因的过程往往是不顺利的，因为疾病通常是千变万化的，医生需要在繁复的临床资料中抽丝剥茧，进行逻辑推断，再加上必要的、合适的辅助检查（如CT、B超等），才有可能揪出症状背后的"元凶"。这个过程可能需要数小时、数天、数周时间，甚至有少数病例是医生穷尽努力依旧一无所获的——这自然跟医生的水平、临床经验有关，但也跟疾病本身的异常复杂性有关。

当然，现实中绝大多数病例都是相对简单的，我还是要强调这一点，以免吓到了我的读者朋友。多数情况下，医生会比较容易做出正确的病情诊断。少数病例属于疑难杂症。本书专门记录了那些相对疑难、复杂、"有意思"的病例，并不代表现实生活中的临床情况都这么复杂，读者朋友对此不要过于担心。

书中经常会出现的两个人物，一个是急诊科医生老马，另一个是重症医学科医生华哥。老马和华哥的关系很好，用老马的原话说就是"亦师亦友，难兄难弟"。

为什么说"亦师亦友"？因为好几年前，华哥曾在急诊科轮科学习，当时他的带教师傅就是老马。华哥的勤勉得到老马的赏识，于是老马对华哥的传授可谓知无不言，言无不尽。

为什么叫"难兄难弟"？因为在后来的工作中，急诊科的危重症患者经常被送入重症监护病房（ICU）抢救，老马和华哥时常碰面，而且经常半夜三更共同抢救患者，睡不好觉，故称为"难兄难弟"。

本书延续第一本书的风格，继续以老马和华哥亲身经历的急诊科病例为主线，对很多疾病和治疗原理做出通俗易懂的解释。即便没有医学知识基础，也能一下就看明白，希望对诸君有所帮助。

也希望我的科普书能促进医患双方的理解，医患是战友，是同盟，疾病是敌人，只有医患站在同一条战壕里，才能更好地对付疾病。

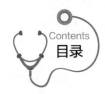

Contents
目录

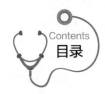
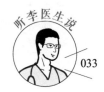

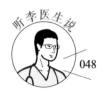
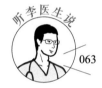
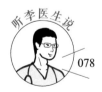

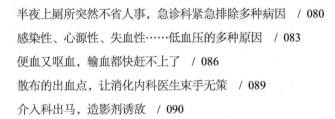

6 失血性休克，介入止血显神通

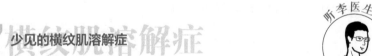

7 少见的横纹肌溶解症

8 重视胃肠疾病，追悔莫及不可取

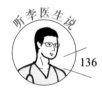

9 警惕！三无药品用不得

10 定期体检是对身体的最好照顾

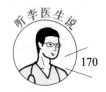

11 与细菌和平共处

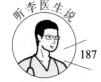

12 呼吸困难，考虑另一种可能

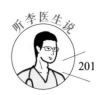

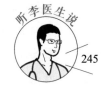

16 大网膜扭转、坏疽 腹痛不是小事

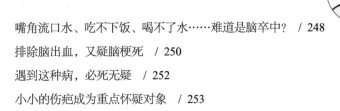

17 破伤风 分清狂犬病和破伤风的关键

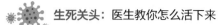
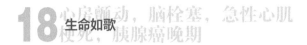

18 生命如歌

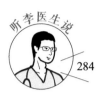

听李医生说 284

[1]

性情大变，一定是精神疾病吗？

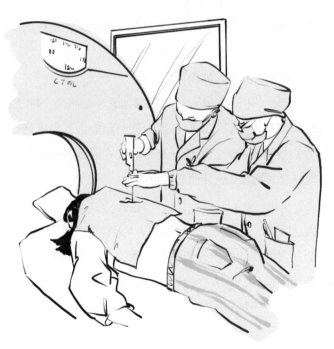

在CT引导下，医生给患者做肺穿刺活检

突然有了"超能力"，还能听到"千里传音"？

广州。

木女士，某公司高层管理人员，42岁。本一帆风顺的生活，却在这段时间突然发生了变化。

木女士这天早上突然跟自己的丈夫说，有人跟踪她，想窃取公司情报。看着妻子满脸恐惧，丈夫内心也凌乱了。这些年公司之间竞争异常惨烈，妻子能有今天的成就着实不容易，很多人千方百计谋取利益，无所不用其极，但跟踪人这种卑鄙的手段是让他不齿的。当他听到妻子被人跟踪时，既生气，又害怕。

万一有人要加害妻子，那该怎么办？

妻子接下来说的内容，却让他一头雾水，将信将疑。她说："你知道我是怎么知道有人跟踪我的吗？因为我有超能力，我听到有人用千里传音的方式悄悄跟我讲，说墙角那边有人在偷瞄我……"妻子的脸上闪过一丝怪异的笑容，这让他非常担心。

超能力？千里传音？这都什么跟什么啊。

本以为这事就这么过去了，没想到2天后，妻子再次告诉他一样的话。妻子公司里的其他同事也悄悄联系他，告诉他，他的妻子这几天在公司的行为很怪异，让人捉摸不透，比如无缘无故发脾气，对着墙壁讲话，还有自己一个人傻笑、惊恐。

糟了，这次真有问题了。

难不成妻子疯了？他简直不敢相信，但这件事又是那么的真实。

他停下手头的工作，赶紧开车带着妻子来到家附近的一家三甲医院——他想知道妻子到底哪里出了问题。人到中年，出了这样的事情，简直让人欲哭无泪。

接诊的医生简单询问了情况，很快就介绍他们去精神科门诊就诊了。

精神科医生仔细询问了木女士的病情，经过分析，诊断其为精神分裂症。

这对于夫妻俩来说简直是晴天霹雳。

"好端端的为什么会有精神分裂症呢？"木女士的丈夫百思不得其解，虽然无奈，但不得不接受了现实。医生说："可能跟遗传、基因有一定关系，工作压力大也是有影响的。总的来说原因不明。"为了排除颅脑的器质性病变可能，比如颅脑肿瘤等，医生建议做了头颅MRI，结果是正常的，木女士没有头部肿瘤。

这么说来，精神分裂症就是原发的了。

医生开了一些抗精神失常的药物，木女士服下后，行为怪异的症状就缓解了许多，没有再说自己有超能力了，但精神也萎靡了不少，即便是普通的居家生活都难以应对，更不用说工作了。

这简直是灾难。

丈夫操碎了心，前后跑了几家医院。所有医院，包括精神病专科医院，都认为妻子是精神分裂症，都给了药物治疗的建议。当听到医生说这个病无法治愈时，丈夫的心情别提有多难受了。但他也做好了跟妻子同甘共苦的心理准备：实在不行，去北京找更好的医院看看，花多少钱都无所谓。

就在出发前往北京的前一天晚上，木女士突然病情加重了，在家又哭又笑，胡言乱语，甚至还有自残的行为。这可吓坏了她丈夫，赶紧呼叫120，来到医院急诊科，希望医生能给予一些帮助。

狂躁、发热、高血压、低钾……病因是什么？

急诊科医生老马接待了患者。

老马对患者的第一印象：她可能有精神问题——头发凌乱，表情淡漠，眼神呆滞。

几个护士把患者送进抢救室，常规接上心电监护、绑袖带测量血压……一套程序下来，患者竟然服服帖帖、安安稳稳、不吵不闹，这出乎老马的意料。老马本以为她非掀了急诊科的屋顶不可，早早就让护士准备了安定针、氟哌啶醇针等，必要时直接静脉推注这些针剂，迅速镇静。

患者丈夫把治病的经过都告诉了老马，说今晚患者突然病情加重，在家里的时候很躁狂，来到医院就好些了。

患者在其他医院被诊断为精神分裂症，但多年的急诊科经验直觉告诉老马，患者可能存在别的问题。

老马让规培医生去请神经内科医生过来看看。本来应该请精神科医生的，但是晚上精神科医生不值班，沾点边的只有神经内科，多找个人来看看总不是坏事。

血压测量结果出来了：210/100mmHg。

"哎呀，不好！这么高的血压，别整个脑出血就遭殃了！"老马担心地说，"患者既往没有高血压病史，但这么高的血压肯定是不正常的。如果患者现在很躁动，血压高可以用紧张、焦虑来解释；但现在患者还是相对安静的，那这么高的血压就很不正常了。而且患者看起来偏胖，脸圆乎乎的，一看就是那种容易三高的人，这更加不能掉以轻心。"

老马担心患者会有脑出血、脑梗死等脑血管意外，特意查看了患者的四肢肌肉力量、肌张力等情况，没有太大的发现，倒是觉得患者肌肉力量偏小，让她握手的时候力量差了些。

"可能是饿的，我妻子这几天都没吃多少东西。"患者丈夫说。他看到了老马的疑惑，赶紧上前解释。老马"嗯"了一声，不置可否。家属自然不会知道，此时的老马大脑迅速转动，思量着各种可能性。

"不管怎么说，做个头颅CT是必要的，因为病情有加重，而且血压这么高，四肢肌力情况差了些，做头颅CT如果没事就更放心了。"老马说。

患者家属没有犹豫，表态说一切听医生的。

"马医生，患者体温38.0℃。"护士量了患者体温，告诉老马。

老马"哦"了一声，拿起听诊器就给患者听了双肺。左肺似乎有些湿啰音，湿啰音的存在意味着气管里面有液体渗出，空气进出气管时刮破水泡而产生的声音就是湿啰音。老马观察了患者的呼吸，稍微急促了一点。

"患者这几天有咳嗽、咳痰吗？"老马问家属。

"没有。"家属否认，说这几天一直陪着患者，没见过咳嗽、咳痰，就是她胃口不好，不怎么吃东西。

"还是不能排除患者有肺部感染，肺炎会导致发热、肺部湿啰音，还有呼吸偏促，甚至肺炎可能诱发或加剧精神症状。"老马说。事实上老马对精神科疾病并不擅长，但是从疾病原理推断，他认为患者如果有肺部感染等急性感染性疾病，那么完全有可能加重本身已经存在的疾病，如精神分裂症。

老马的分析不无道理。

"头颅CT、胸部CT一起做了吧。"老马说。

"好的。"家属很爽快。

做CT之前，老马已经吩咐护士抽了血，进行常规的化验检查。然后老马推着患者去CT室，路上还是准备了镇静剂，"万一患者闹、不配合，就给她一针。"老马是这么说的。

CT做完了，一切都比较顺利。

片子当场就能看，头颅没有问题，没有出血，没有肿瘤。倒是肺部有些问题，左肺有些炎症，这可能可以解释患者的发热、肺部湿啰音、呼吸偏促问题。

患者是有肺炎的。老马告诉家属。

患者刚回到抢救室，突然发生了抽搐，吓了大家一跳。患者突然牙关紧闭，手部抽搐，脸部表情惊恐，似乎看见了什么恐怖的东西一样。半夜三更，如果是在家里发生这样的情况，可能会把家人吓得够呛。但老马很快就镇定下来了。抽搐包括痫性发作、非痫性发作两种，老马刚准备让护士用药终止抽搐，患者自己就不抽了，前后不到5秒钟。

这一抽后，患者更加虚弱了，躺在抢救床上，呼吸起伏明显，大口喘着气。

神经内科医生过来了，看了头颅的片子，给患者做了简单的神经专科查体，认为患者不是脑出血，也不像脑梗死，没有必要复查CT

了，抽空做个颅脑MRI是可以的。

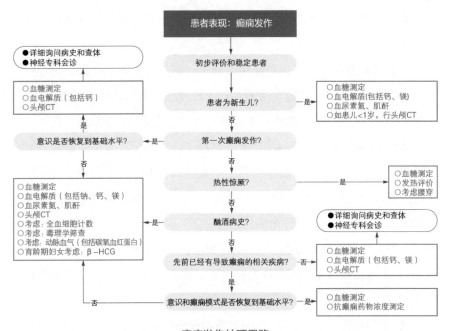

癫痫发作处理思路

"患者前段时间做过颅脑MRI了，没发现什么问题。"家属插话。

神经内科医生犹豫了一下，说："病情是会进展的，以前做过没问题，不代表现在没问题，出于安全考虑，还是明天或后天做个MRI会更好，排除脑梗死或其他神经系统问题比较好。"

既然暂时没有神经内科专科病情，那么患者就暂时留在急诊科观察，明天再请精神科医生看看。老马内心有了主意。

这时候规培医生过来汇报，说患者的抽血结果出来了，其他没什么，就是血钾特别低，只有1.8mmol/L（正常值为3.5 ~ 5.5mmol/L），属于很严重的低钾血症了。"什么原因呢？"老马问规培医生。

"大概是患者胃口不好，进食少导致的吧。"规培医生回答，中规中矩。这也是目前能发现的最显著的原因，毕竟家属说患者这几天没吃东西。

老马点点头，认可规培医生的分析，然后开了些氯化钾给患者补钾："得尽快把血钾补到安全的水平（补钾速度太快也是有风险的），1.8mmol/L太危险了，患者完全有可能发生心跳骤停。要知道钾离子、钠离子都是维持心脏细胞功能的关键离子，钾离子过高过低都会影响心脏电活动，可能引起心律失常。严重的低钾血症甚至会导致心跳骤停。前几个月的新闻看了吗？一个患者做完手术当晚就死了，尸体解剖发现患者是严重的低钾血症。"

老马把低钾血症的危险性告诉了规培医生。那些都是血的教训。

"患者抽搐说不定跟低钾血症也有关系，"老马说，"赶紧把血钾补上来。"

"给患者做个心电图吧。"老马吩咐规培医生，"这么低的血钾，看看心电图会更保险。你也可以借此机会看看低钾血症患者的心电图有什么特征。"

规培医生还没见过低钾血症患者的心电图是什么模样的，因此很兴奋，赶紧去推心电图机。

给患者连接心电图机的电极时，需要把患者的裤腿撩起来，这一撩却引起了老马的警觉。

长腿毛+胖圆脸竟成破局关键

撩起患者裤腿后，规培医生眉头皱了一下，有话想说出口，但是忍住了，随即转头望了一眼自己的老师。老马此时也在旁边看着，目睹了这一切。

老马压低了声音："患者的腿毛太长了啊。"估计也就只有他们俩能听到，毕竟这是患者的隐私。

规培医生也感觉奇怪，患者是位女性，腿毛这么长的确让人疑惑。

突然，老马愣住了。

规培医生见此，还以为是自己的心电图操作失误了，担心被骂。但他一再确认，没错啊，就是这样连接的啊。

老马突然问规培医生："你看患者的脸型，像什么？"

"患者脸圆嘟嘟的，鸭蛋脸。"规培医生也实诚地回答了老师的提问。

"我不是问这个，我是说，这样的脸型，临床上你能想到什么疾病？"老马有点焦急。

规培医生摸不着头脑，不知道老师想问什么，尴尬地笑了笑。

老马白了他一眼："你看到了没有，患者脸这么圆，整个人也胖，腿毛也长，你不觉得有疑问吗？"

规培医生绞尽脑汁，突然蹦出一句："满月脸？"

满月脸，是一个医学专业术语，是指一些患者的脸变圆了，像圆圆的月亮一样。满月脸通常见于一些长期使用糖皮质激素的患者。糖皮质激素是一种非常关键的激素，是维持人体正常功能必不可少的激素，但如果过量，比如治疗哮喘、红斑狼疮、慢性阻塞性肺疾病（慢阻肺）等病需要长期使用大量激素时，就会导致患者全身蛋白质、脂肪配比出现问题，人会变得很胖，有点虎背熊腰的感觉（称之为水牛背），但四肢会变得相对细小。此外，脸会变得圆乎乎的，这就是满月脸。

患者除了脸圆乎乎的，整个人也发胖，腿毛也长，再一看脸部，胡须也比一般女性要多。

老马对规培医生提出的满月脸感到很满意。因为老马自己也是这么想的。至于患者仅仅是因为肥胖而脸变圆，还是真的有满月脸，那就暂时没办法确定了。

"这个满月脸，跟患者的病情有什么关系吗？"规培医生悄悄地问。

"关系大了，太大了！"老马声音提高了两个分贝，眼睛发光，像是发现了一项重大秘密一样。

"满月脸最常见于什么疾病？"老马问。

"库欣综合征！"规培医生不假思索地回答。这个问题难不倒他，因为不管是执业医师，还是考研，这道题都是重点。但那是考试，在临床上他还没有真正地见过有满月脸的患者，更加没有见过库欣综合征患者。

什么是库欣综合征？我们的肾脏上方有一个腺体，叫作肾上腺，肾上腺是一个内分泌器官，能分泌很多非常关键的激素，其中一种叫作糖皮质激素。在某些病因的作用下，肾上腺分泌过多、过量的糖皮质激素会引起一系列的临床症状，包括满月脸、水牛背、高血糖、低血钾、肥胖、高血压，等等。最早是一位叫Cushing的医生描述了这个病，所以被命名为Cushing综合征，翻译为中文就是库欣综合征了。说白了，库欣综合征就是肾上腺分泌过多的糖皮质激素而引起的临床综合征。

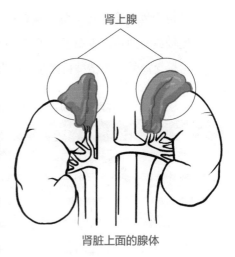

肾上腺

肾脏上面的腺体

"如果患者真的是库欣综合征，那么就可以解释患者的低钾血症了。"老马说，"患者的血钾这么低，不仅仅是胃口不好导致的，还可能是肾上腺皮质出了问题。肾上腺皮质会分泌很多激素，其中有些激素是会导致低钾血症的。"

"按老师这么说，患者的高血压也可以解释了？"规培医生的大脑也跟着转动起来了。

"是的，"老马点点头，"但这不是最可怕的，最可怕的是……"老马卖了个关子，望着规培医生，等他接话。

规培医生也没让老马失望，接过话茬，说："最可怕的是患者的精神症状都可能是库欣综合征引起的！"

他说的时候还是很迟疑的，但是看到老马肯定的目光后，就更加笃定了。

如果患者真的是库欣综合征，那么身体里就有过量的糖皮质激素，这些激素作用在大脑，是完全可以引起精神症状的。有些人表现为抑郁，有些人表现为躁狂，有些人表现为精神分裂症。

老马的大脑迅速转动——患者有精神症状、满月脸、腿毛长、高血压、低钾血症、肥胖（水牛背），身体似乎还可以看到很多痤疮……老马越想越兴奋，这些都实实在在地提示患者是库欣综合征啊，这些是比较典型的临床表现了，可惜自己一开始没有发现。

之前的几个精神科医生估计也是看走眼了。

不同病因的库欣综合征的实验室及影像学检查鉴别判断

	垂体性库欣病	肾上腺皮质腺瘤	肾上腺皮质癌	异位 ACTH 综合征
尿17-羟皮质类固醇	一般中度增多，为55~83μmol/24h	同库欣病	明显增高，为110~138μmol/24h	较肾上腺癌更高
尿17-酮皮质类固醇	中度增多，约69μmol/24h	可为正常或增高	明显增高，可达173μmol/24h以上	明显增高，173μmol/24h以上
血、尿糖皮质激素	轻中度升高	轻中度升高	重度升高	较肾上腺癌更高
大剂量地塞米松抑制试验	多数能被抑制，少数不能被抑制	不能被抑制	不能被抑制	不能被抑制，少数可抑制
血浆 ACTH 测定	清晨略高于正常，晚上不像正常那样下降	降低	降低	明显增高，低度恶性者可轻度增高
ACTH 兴奋试验[2]	有反应，高于正常	约半数无反应，半数有反应	绝大多数无反应	有反应，少数异位 ACTH分泌量特别大者无反应
低血钾性碱中毒	严重者可有	无	常有	常有
蝶鞍X线片	小部分患者蝶鞍扩大	不扩大	不扩大	不扩大
蝶鞍区断层摄片，CT 扫描，MRI	大多显示微腺瘤，少数为大腺瘤	无垂体瘤表现	无垂体瘤表现	无垂体瘤表现
放射性碘化胆固醇肾上腺扫描	两侧肾上腺显像，增大	癌侧显像，或不显像	癌侧显像，或不显像	两侧显像，增大
肾上腺超声检查，CT 扫描，MRI	两侧肾上腺增大	显示肿瘤	显示肿瘤	两侧肾上腺增大

注：[1] 每次2mg，每6小时口服1次，连续2天，第2天尿17-羟皮质类固醇或尿游离糖皮质激素降至对照值的50%以下者，表示被抑制。
[2] ACTH25U，溶于5% 葡萄糖液500mL中，静脉滴注8小时，共2天，正常人滴注日的尿17-羟皮质类固醇或尿游离糖皮质激素较基础值增加2倍以上。

不容忽视的糖皮质激素

老马赶紧出去问家属："患者是不是有长期口服糖皮质激素类药物，患者有没有哮喘、红斑狼疮、慢阻肺、肾炎等疾病？"

家属被老马一顿问，愣住了："我妻子以前身体很好，没有您说的这些疾病。"

老马"哦"了一声，想起自己有些失态，调整了一下思绪。是的，患者如果是库欣综合征的话，较常见的原因是口服激素，但其实最常见的原因是患者本身存在问题，比如患者的肾上腺有肿瘤，肿瘤细胞疯狂分泌糖皮质激素，造成库欣综合征。

还有可能是患者的垂体有问题，垂体是位于大脑的一个内分泌腺，垂体可以分泌很多激素，其中一种激素叫促肾上腺皮质激素，这个激素作用在肾上腺，能够促进肾上腺分泌糖皮质激素。如果患者有垂体肿瘤的话，那么这个促肾上腺皮质激素的分泌就会增多，自然也会更多地刺激肾上腺，导致糖皮质激素分泌增多，从而引起库欣综合征。

"我这么说可能把你绕晕了，举个简单的例子就明白了！"老马对规培医生缓缓说道，"人体大脑有个结构叫垂体，垂体分泌的激素能够作用在肾上腺。假如我们把肾上腺比喻成公司员工，那么垂体就是老板。老板能够管控员工，就好比垂体管控肾上腺一样——垂体是肾上腺的上级。现在员工干了坏事，可能是员工自己出了问题，也可能是老板让他干的，老板是幕后黑手。"

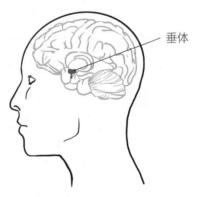

垂体

一点点东西，却是能量巨大

老马这么一比喻，规培医生瞬间懂了。

"怎么确诊患者是不是库欣综合征呢？"规培医生问。

很简单，就是抽血化验患者血中的糖皮质激素水平，还有留24小时尿液测定激素代谢产物水平，如果含量都很高，那就意味着患者血液中的糖皮质激素量很多，基本上就能断定是肾上腺分泌过多导致的了，因为这个激素只有它（肾上腺）能分泌，独此一家。

老马再次跟家属沟通了病情，告知患者有可能是内分泌疾病（库欣综合征）导致的精神失常，不一定是精神分裂症，明天请内分泌科医生和精神科医生过来检查。

听老马这么说，患者家属激动地哭了——精神分裂症这个诊断，不是一般人能够承受的。之前因为这个病，他们的生活完全改变了。

患者当晚平安度过。

第二天早上8点，老马让护士抽取了患者的血液，化验糖皮质激素（肾上腺分泌的一种激素）。之所以选择早晨8点，是因为这时候是这个激素的分泌高峰期。抽血后就联系了内分泌科，内分泌科医生过来后，觉得的确像库欣综合征，于是收入了内分泌科进一步治疗。

去了内分泌科后，患者神志已经好很多了，对答自如。内分泌科医生发现了更多有意义的体征，比如发现患者皮肤菲薄，这也是库欣综合征的一个表现。内分泌科医生完善了很多检查，主要是激素方面的。

结果出来了，患者血液中的糖皮质激素量真的增高了，24小时尿中糖皮质激素代谢产物量也是明显增高的，这说明患者的肾上腺（比喻为公司员工）真的有问题。患者血液中的糖皮质激素量过高，完全可以造成精神失常。

现在可以明确是员工（肾上腺）做了坏事。到底是员工私自做了坏事（肾上腺肿瘤），还是经老板教唆（垂体肿瘤）做了坏事呢？内分泌科医生认为后者的可能性大，因为血液中促肾上腺皮质激素（ACTH）量也是增高的，这个激素是垂体分泌用来刺激肾上腺分泌激素的，这是老板教唆员工干坏事的证据。

为什么要区分这两者? 因为这涉及责任人的问题，而且涉及治疗手段。如果是员工自己干的坏事（肾上腺自己长了肿瘤，肿瘤细胞分泌了过多的激素），那么治疗手段就是切掉这个肿瘤。而如果是老板教唆员工干的坏事（垂体长了肿瘤，分泌过多的激素去刺激肾上腺分泌激素），那么治疗方案应该是把老板"端掉"：进入颅脑把垂体肿瘤切掉，而不是去惩罚普通员工，所谓"擒贼先擒王"，就是这个道理。

内分泌科医生给患者安排了颅脑MRI，试图看得更清晰一些：没理由啊，患者应该是有垂体肿瘤才对的，否则ACTH水平不会这么高的啊。

但几个影像科医生反复看了片子，患者的垂体真的没有长肿瘤，一点都没看到。

这就奇怪了。

大家明明发现有人教唆员工干坏事，但调查发现老板是无辜的，是被冤枉的。到底是怎么回事呢?

"罪魁祸首"浮出水面

"别忘了，公司的领导阶层除了老板，还有主管呢!"上级医生提醒道，"搞不好是主管教唆员工干的。"

还真有这种可能，虽然这样的可能性很小。

我们当然知道垂体肿瘤是最常见的导致库欣综合征的凶手，但还有一些少见的情况：身体别的部位长了肿瘤，这些肿瘤也会分泌

ACTH，并作用在肾上腺上，从而导致肾上腺分泌过多的激素，引起库欣综合征。

"我们把这个叫作异位ACTH综合征，所谓的异位，就是说不是由垂体分泌的。凶手不是老板，而是主管。这个比喻还是比较妥当的。"上级医生一脸坏笑地说。

"做个胸部CT吧，说不定异位肿瘤就在肺部。"上级医生建议。

"先前的片子看到肺部只有肺炎啊？"年轻的医生疑惑了。

"别着急，等肺炎控制好后，我们复查胸部CT，说不定到时候肿瘤就现身了。要知道，绝大多数的异位ACTH综合征都是来源于肺部肿瘤，而很多肺部肿瘤早期都会被肺炎覆盖。"上级医生信心满满地说。

果然，患者经过5天的抗感染治疗后，复查胸部增强CT，看到左肺炎症明显减轻，而原来的位置可见多个结节。

说不定这些结节，就是原发在肺部的肿瘤。所有人都同意这个看法，但到底是肿瘤呢，还是普通的炎症结节呢？在拿到病理组织之前，谁也不敢下结论。

"那就做病理活检吧！"上级医生斩钉截铁地说。

刚好有几个结节比较靠近胸壁，在CT的引导下做肺穿刺，是可以抽出一小部分组织来做病理活检的。

当天准备就绪，患者家属签署了知情同意书。患者便被推去CT室做了肺穿刺活检。

等待病理结果的过程是痛苦的。

结果出来了，真的是肿瘤——肺癌。

这个消息对于患者和她的家属来说，既欢喜，又害怕。

欢喜的是，患者真的不是精神分裂症，而是肿瘤细胞分泌过多的激素刺激了肾上腺，肾上腺产生过多的糖皮质激素，刺激大脑出现了精神症状，还出现了库欣综合征。只要不是精神分裂症，天就晴朗了。

但害怕的是，毕竟是肺癌啊。

肺癌也不是"善茬"。

胸外科医生过来评估，肺癌已经处于中期。后来木女士被安排做了手术，术后还用了其他治疗手段。虽然辛苦，但她总算熬过了最困难的阶段。

后来患者复查相关激素水平，所有指标都戏剧性地降至了正常水平。说出来很多人都不敢相信，但事实就是如此，生活有时候比电视剧还要精彩。

出院后，患者的精神状态恢复了正常，不再出现精神分裂的症状了。其实患者早几年前就有症状了，只不过她一直没在意。满月脸和水牛背的发生是需要时间的，几个月到一年的时间才有这样的变化。人胖了，脸也圆了，还丑了，正常人都应该去医院看了，但他们偏偏没有，估计以为是中年发福吧。

老马把这个病例告诉华哥时，华哥目瞪口呆，说："得亏你看了人家的腿！"

肺癌越来越多见了，部分肺癌跟吸烟有关，有些肺癌发病原因不明。多数肺癌的症状是咳嗽、咳痰、咯血、胸痛，少数情况会有一些内分泌症状，非常容易引起误诊，比如文中的肺癌导致身体激素变化，引出一系列问题。

肺癌临床表现

1. 原发肿瘤引起的症状和体征	咳嗽、咳痰或咯血、气短或喘鸣、胸痛、发热、消瘦
2. 肿瘤局部扩展引起的症状和体征	胸痛、声音嘶哑、吞咽困难、胸腔积液、心包积液、上腔静脉阻塞综合征、Horner综合征（病侧上睑下垂、瞳孔缩小、眼球内陷）
3. 肿瘤远处转移引起的症状和体征	（1）中枢神经系统转移：头痛、恶心、呕吐、眩晕、复视、性格改变、癫痫、一侧肢体乏力或偏瘫等
	（2）骨骼转移：局部疼痛和压痛，病理性骨折
	（3）腹部转移：食欲减退、腹痛、黄疸、肝大、腹腔积液等
	（4）淋巴结转移：锁骨上窝淋巴结肿大
4. 肺癌的胸外表现	（1）内分泌综合征：抗利尿激素分泌异常综合征（低钠血症、低渗透压血症）、异位ACTH综合征（表现为库欣综合征）、高钙血症、其他
	（2）骨骼–结缔组织综合征：原发性肥大性骨关节病、神经–肌肉综合征
	（3）血液学异常及其他：凝血、血栓或其他血液学异常

　　我建议中年人每年定期体检，做胸部CT或低剂量CT，可以及早发现肺癌或其他问题。一旦发现早期肺癌，手术切除是可能治愈的。

[2]

痔疮手术引出大问题

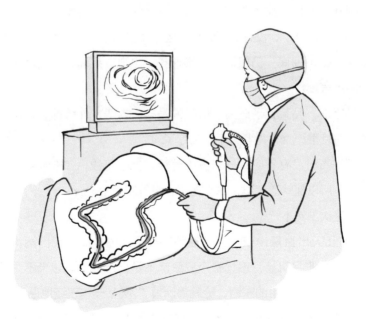

结肠镜检查

小病拖大病，疼起来要命

吴某，男，21岁，大四学生。

趁暑假有空，他鼓起勇气去医院了结一件"人生大事"——痔疮。

从4年前开始，嗯，这么算起来，刚刚好是上大学那年，可能是坐着玩游戏过多，还是别的原因。反正吴某的屁股开始不舒服了，经常便秘，有时候是大便出血，血量时多时少；有时候是肛门潮湿，瘙痒异常，还伴有疼痛。

刚开始他自己找了些资料来看，什么烟熏、肛门坐浴、涂抹润滑油等办法都试过了，没什么用；后来还买了些药物——外涂的，似乎有些效果，但不彻底，仍然断断续续便秘、出血、疼痛、肛门潮湿，令他苦不堪言。

半年前，吴某看了医生，医生说是痔，内痔、外痔都有，是个混合痔，而且很严重，得考虑手术治疗了。

吴某当时没有答应，一来囊中羞涩，担心花钱；二来觉得痔疮手术丢人，所以他就继续忍，拿点药用，没答应手术。

但这次显然不行了。

"前几天出血量比较大，马桶都染红了几遍；而且肛门潮湿、疼痛、异物感非常明显，感觉整个屁股都不是自己的了。如果不是自己的那该多好！这没用的东西，给我添麻烦。"吴某一本正经地说。

吴某再次来到医院肛肠外科，准备"大干一场"，彻底解决这个羞于启齿的难题。为了让父母不担心，他也没敢跟父母说。

没想到肛肠外科医生说："你这个混合痔的确严重，可以考虑手术切除了，但你不要以为手术切掉就一劳永逸了。如果你不注意劳逸结合、多锻炼、预防便秘，等等，痔疮还是会复发的。别以为切掉就跟扔掉一样。"

各类痔的临床表现和治疗方法

种类	临床表现	治疗方法
内痔	便后出血、痔核脱出	一般治疗及注射硬化剂、胶圈套扎疗法、红外线凝固疗法、吻合器痔上黏膜环切术等
外痔	肛门不适、潮湿不洁，时有瘙痒，若血栓形成则有剧痛	一般治疗及血栓外痔剥离术
混合痔	同时存在上述两种情况	综合上述治疗方法

这句话让吴某又担忧了："我的妈啊，本以为切掉就完事了呢。"

肛肠外科医生继续解释："所谓的痔疮，其实就是人体肛肠里面一些正常的血管团块下垂到了肛门，这些都是咱们正常的人体组织，不是细菌感染也不是外来物，所以切掉不代表永不复发。"

经过激烈的思想斗争，吴某还是决定做手术。毕竟，太难受了。

吴某签了手术知情同意书，完善了术前检查，包括血常规、肝肾功能、电解质、凝血指标、乙肝、梅毒、艾滋病等。

检查结果基本上都是正常的，除了血常规结果显示有轻微的贫血（血红蛋白108g/L）。不用说，肯定是常年痔疮便血惹的祸。

一切准备妥当后，第3天上午医生就给吴某做了混合痔剥扎术。顾名思义，这个手术的基本过程就是把痔疮血管团剥离出来，并予结扎，切掉痔疮核。手术后，患者感觉舒服很多，因为没有痔疮核团堵在肛门，也不会再有反复的便血。

手术很顺利。

但手术后的头两天，吴某还是相当难受的，尤其是麻醉期过后，肛门那里有明显的疼痛感，令他欲哭无泪。但他一想到熬过这几天，未来的日子就舒服了，也就没有什么怨言了。

术后第3天，事情变得麻烦起来了。

术后出血，结肠镜发现大问题

这天吴某又去上厕所，他不敢太用力，却一直拉出鲜红色的血液。看着血哗啦啦往外冒，吴某慌了神："这血飙得比以前痔疮出血还猛啊，该不会有问题吧？"

也顾不上面子问题了，吴某赶紧提了裤子，去找护士，说："刚刚我拉大便的时候出了很多血，鲜红鲜红的。"

护士一听，也立刻警觉了，问大概出了多少血。

吴某回忆了一下，说："没办法估计，但大概会有小半瓶矿泉水那么多，200mL左右。"

护士赶紧通知值班医生，医生听说痔疮术后患者便血，量还不少，也赶了过来。看到吴某侧躺在床上，脸色还行，没有明显的贫血貌，呼吸也还稳定，医生稍稍宽了心。

问了几个问题后，医生又翻开被子看了吴某的裤子，裤子总体还是干净的，没有明显被血液染红的迹象，这说明出血可能止住了。但安全起见，值班医生还是给吴某安排了结肠镜检查，看清楚到底出血有多厉害，是哪里出血。

结肠镜做了，发现是痔疮手术创伤处有个小出血点，时不时地冒血。

本来这已经算是发现问题了，但既然做了结肠镜，不可能只看直肠这一点吧，于是内镜医生继续推结肠镜，想看深一些，没想到发现了更大的问题。

大概在乙状结肠的位置，结肠镜发现明显的血管畸形，像一个血管瘤一样，上面还有一个出血点，时不时地渗血出来。

真的是好惊险！幸亏结肠镜继续前进，否则就漏掉这个畸形血管瘤了。患者手术后大便出血，除了有伤口出血的问题，还要考虑这个血管瘤出血啊，这个才是大问题。

由于出血的部位不是很大，外科医生与内镜室的医生沟通后，直接在结肠镜下将凝血药喷洒在出血点周围，试图止血。痔疮伤口那里的小出血点，外科医生又缝了一针。

如果还出血，那可能就是血管瘤的问题了，因为单纯喷一点凝血药，效果未必很好。

果然，回到病房后，吴某又拉了2次鲜血便，血加起来也差不多有200mL。

这下吴某自己也慌了，只好打电话给家里，把实际情况告诉了父母。当天父母便火急火燎地从外地赶了过来。

外科医生跟患者父母商谈病情，说手术虽然做完了，但患者仍反复有大便出血，估计还是那个血管瘤的问题，得重新做手术，把有血管瘤的那段肠管切掉才能止血。

"直接把血管瘤切掉不行吗？一定要切掉那部分肠子才行吗？"患

者父母非常担忧，感觉一天之内头发都白了许多。

外科医生解释说："血管瘤都是血管啊，直接切血管是很难止血的，搞不好又会发生大出血，最好还是把相关肠子一并切了，缝合止血会容易很多，效果也会好很多。"

经过解释后，患者及家属终于同意了手术。

失血反复，又上手术台

第二天早上吴某又被推入了手术室。

这次做的是剖腹探查术，根据结肠镜所见，那个血管瘤是在乙状结肠里面，所以一打开腹腔，外科医生就开始检查乙状结肠，还真的发现在乙状结肠那里有一个肿块。为了确保没切错地方，外科医生术中也再次用结肠镜确认：没错，发现的肿块就是结肠镜下看到的血管瘤。

确认无误后，外科医生就把血管瘤前后的一段肠管切了，差不多有3cm，切完后把肠管重新吻合（缝合），恢复了肠管的连续性。然后再次检查其他肠道、脏器，确认没问题了，才关腹。

"我们切掉了血管瘤，一般就不会再出血了。肠管吻合后，禁食一段时间，以后慢慢会长好的，问题不大。"外科医生跟家属说。

就在大家都以为不会再出血的时候，现实又来打脸了。

手术完的当天晚上，患者又拉了几百毫升血。值班医生抽血查血常规，发现血红蛋白已经跌到80g/L了。

看到鲜红的血便染红了裤子和床单，吴某父母心疼和担忧得不得了。吴某自己也是忧心忡忡的，但为了安慰父母，他还故作轻松。

值班医生赶紧把主任喊了回来，说患者又出血了，估计还是有问题。

几个医生都回来了，一商量，没理由啊，痔疮不出血了，血管瘤也切掉了，怎么还有出血呢？难道是手术没做干净——血管没缝合好，还是有别的问题？

不管什么问题，现在看来都是不小的问题。这是外科医生最为苦恼的状况。

外科主任跟患者父母再次沟通，说要做第二次开腹手术，检查清楚到底哪里出血，否则怕会继续出血，出现失血性休克就麻烦了。

患者父母早已被吓得六神无主。此时医生说什么是什么，帮得了孩子的都做。

凌晨，吴某被直接推入手术室，再次剖腹探查。

"估计是吻合口出了问题。"术前外科主任跟底下的医生说。

果不其然，还真的是吻合口出血。第一次手术时他们切掉了血管瘤所在的肠道，然后把两端吻合起来，现在发现吻合口这里有渗血，估计是缝扎得不好。外科主任心里不舒坦，想怪下面的医生没缝好，但话到嘴边又咽回去了。

因为全程都是他自己缝合的。

他自己也想不通，明明缝扎得很好啊，难道是自己老眼昏花了？但自己也刚过50岁，正当壮年。看来，下次还得仔细仔细再仔细，术后做好抗感染、预防出血、止血等工作。

确定是吻合口出血，那说明吻合口这里的肠子不能再用了，因为有水肿，勉强继续缝合只会导致出血更严重。医生只好把吻合口这里的肠子再切掉一部分，然后再把新的两端缝合起来。

这叫退避三舍吧。

"只要不再出血，少几厘米的肠道不算什么！"外科主任跟台上的其他医生说，"如果一直出血，那咱们的招牌可就砸了。人家会说一个小小的痔疮手术，却止不住血，传出去我都没法见人了。"

外科主任这回仔仔细细地核查了，胸有成竹，确认没继续出血，缝合口也很漂亮，才信心满满地关腹。

大家都松了一口气，总算死里逃生。

没想到的是，2天后的一个夜晚，患者又徘徊在了死亡边缘。

出血原因到底是什么？

这天患者刚刚下地走了几分钟，突然感觉到肛门坠胀，这熟悉的感觉让他很害怕，因为这意味着又出血了。很快，患者又出现心慌、面色苍白、四肢湿冷等症状，并解出了几百毫升鲜血。

家属急疯了，值班医生也提心吊胆。

这明显是失血性休克的节奏，意味着患者这次出血速度非常快而且量非常大。要知道，这两天患者都在输血，在这样的情况下还发生失血性休克，可见现在的出血有多凶猛。

没有别的办法，也不容有片刻的犹豫。

外科主任铁青着脸，说："赶紧送手术室，再次剖腹探查止血。"家属嘴唇都发抖了，除了签字，没有他法。

于是一边输血，一边送手术室。进入手术室前，患者血压低至

90/60mmHg。这就是大量出血导致的失血性休克。一查血红蛋白，只有65g/L。

疯了！

外科主任手起刀落，剖开肚子，首先检查肠管吻合口。可这次的吻合口很干净，没有渗血的表现。于是让内镜医生带着设备过来，术中同时做结肠镜，看看到底是哪段肠道出血了。结肠镜一看，原来是第一次痔疮手术伤口上方2cm的地方有出血。因为流出来的血都在肠道里面，所以剖腹探查是看不见出血部位的。

外科主任冷静、沉着地结扎了那个出血点，然后填塞一些油纱（里面混有引流管）压迫止血。

期待这次不要再出血了。患者休克也被纠正了。

油纱能压迫周围伤口，起到止血作用。但光有压迫不行，还得引流。为什么？万一是在油纱上方有出血、积血，油纱全堵住了，血就流不下来，也就看不到有便血，你以为不出血了，但实际上不是。所以必须在油纱中间裹一根引流管，引流管开口就在油纱上方。这样万一还有出血，血就能顺着引流管排出体外。外科医生一眼就能看到里面是否仍有出血。

他们多希望引流管是干干净净的。

大家都希望。

患者的父母一个小时翻开被子看了十几次引流管，有点风吹草动就紧张得不得了。孩子太苦了，人家做手术都能一次性搞定，他现在已经做了4次，整个人瘦了几圈，脸色蜡黄。

做父母的哪有不心疼自己孩子的。

可是，事情还远远没有结束。

止不住的血

术后几个小时，引流管就开始有血液源源不断地流出来，虽然不多，但似乎没有停止的意思。

经判断，还是有出血。但因为反反复复局部止血效果不好，外科只好联系介入科，寄望于介入止血。

介入止血一般效果是不错的。简单来说，介入科医生先把一根导管放入患者的血管里面，然后在血管里面注入造影剂，如果某根血管有渗漏，那么造影剂也会从那个地方漏出来，医生通过 X 线就能看到渗漏的造影剂，从而推断是哪根血管破裂出血了。只要找到漏血的血管，也叫肇事血管，那就好办了。医生通过导丝把一些栓塞止血的弹簧圈推送到肇事血管前段释放，就能堵住这根血管。血管没血流，自然不会再出血。

这叫精准出击，找到凶手，然后饿死或击毙它。

本以为做了介入能止住血……

大家都这么以为，因为很多时候介入止血的效果很好，而且它是最后一根救命稻草。

但命运就是这么戏弄人。

介入止血第二天，患者再次解血便200mL。

外科医生都快哭了。

到底哪里出了问题？患者的凝血指标查了几次，都没有凝血功能障碍。外科主任发飙了，他气的不是别人，也不是患者，而是自己。

查的那一套凝血指标基本上都是正常的，个别指标偏高一点，但考虑是出血后导致的，意义不算特别大。

主任的头都大了。

必须把所有凝血指标都完善了，看看是不是凝血功能障碍导致的出血。哪有这样的道理？手术做得这么好，还出血！外科主任都快拍桌子了。

灵感！不放过每一种可能性

"会不会是血友病？"有年轻的医生提出一个看法。

几个医生没说话，大家都不能否认这个可能，但大家也不相信这是真的。他们不是没见过血友病，血友病患者是很容易出血的，平时患者稍有磕碰都会出血，哪会好端端地活到二十几岁。

"但不排除患者有很轻微的血友病。"外科主任突然说了一句。"全套凝血因子都查了吗？"他问管床医生。

一般情况下，手术患者查询凝血功能时只查凝血酶原时间、活化部分凝血酶时间等几个常用的指标。一般来说，这些指标正常，意味着凝血功能基本上是正常的。谁也不会直接查每一个具体的凝血因子数值怎么样，因为检测比较麻烦，而且意义不大。

但患者反复出血，全查的意义就很大了。

"就按血友病来查吧。"外科主任面无表情地说了一句，"大家也赶紧查查资料，看看有没有其他的凝血障碍疾病，都排查一遍。还有，赶紧让血液内科帮忙会诊，看看能不能发现什么蛛丝马迹。"

找血液内科会诊，一方面是真的希望人家能给指示，毕竟术业有专攻。另一方面，万一患者真出了事，人家查起来，说你自己解决不了这个问题也不找别的科室帮忙，这不是草菅人命吗？

血液内科医生来了后，认真评估了病情，对管床医生提出来的血友病疑问也有兴趣。但他们反复询问得知，患者没有容易磕碰出血的病史，真的不像血友病。典型的血友病都是比较容易出血的，磕碰就会有瘀斑，甚至牙龈出血都止不住。但为了排除诊断，还是要完善血友病检查。

在血液内科医生指导下，管床医生为患者抽了血做相关凝血因子检查；同时跟家属做解释工作，完善基因检测。因为血友病是基因遗传性疾病，基因检测如果能发现异常，那就是"实锤"了。

在做检查的同时，还是得给吴某不断地输血，并进行补液、止血等治疗。幸好，这两天吴某没再继续出血，否则真不知道该怎么办才好。

这天，凝血因子结果回来了。

外科医生赶紧又叫了血液内科医生过来一起看。"天啊！患者真的是血友病！"血液内科医生惊呼。他是血友病Ａ型。

兜兜转转，原来患者真的有先天性凝血功能障碍疾病。

而更戏剧性的是，常规的凝血指标检查是没办法评估有无血友病的。要确定有无血友病，只能做凝血因子检查或基因检测，但一般手术前不会做这些检查，毕竟血友病不常见。

不管如何，有了明确诊断就是好事。

血友病是一种因先天性遗传导致某些凝血因子缺乏而出现的疾病，根据缺乏的因子种类不同而分为血友病Ａ型、血友病Ｂ型和血友病Ｃ型三种。

吴某缺乏的凝血因子是FⅧ，所以是血友病A型。一般的新鲜冰冻血浆、冷沉淀等都含有一些凝血因子，可以用来治疗血友病，但是由于用血紧张，患者不是每次都会用新鲜的血浆，偶尔也用了普通血浆，所以补充的凝血因子不够，这才反反复复出血。

吴某的父母听说自己的孩子有血友病，不敢相信："我们夫妻俩都好端端的，怎么遗传给孩子了呢？"

外科医生提前做了功课，于是跟家属解释："血友病是遗传病，但不代表所有孩子都会有。你们儿子有血友病，我们推测母亲是隐性携带者，父亲是正常的。稍后你们可以去完善一下这方面的检查。"

这句话让患者父母更加彷徨了。

但不管如何，找到问题比什么都强。后来医生给患者进行了具有针对性的凝血因子治疗，补充了一些新鲜的血浆、冷沉淀等，再辅以其他治疗，患者终于不再出血了。

经过这次以后，外科医生的头发又少了一些，战战兢兢的。

"还有个疑问，为什么患者明明是血友病，平时却没有磕碰出血呢？"复盘时外科医生很疑惑。血液内科医生说："从指标来看，患者属于比较轻微的血友病，可能只有手术创伤等情况才会导致出血不止，而日常生活中的磕碰不会造成伤害。"

血友病的临床分型

临床分型	因子活性水平（IU/dl）	出血症状
轻型	>5~40	大的手术或外伤可致严重出血，罕见自发性出血
中间型	1~5	小手术或外伤后可有严重出血，偶有自发性出血
重型	<1	肌肉或关节自发性出血

原来是这样。

"患者这次真的是死里逃生了，"外科主任总结，"我们也要警醒自己，我们也是死里逃生！"

痔不会转为癌症，大家不要害怕，但是如果痔得不到有效治疗，是会严重影响生活的。目前医学上对痔的治疗观点是：

　　（1）无症状的痔不需要治疗。一切治疗的目的是消除症状，而不是消除痔体（因为不大可行，很可能吃力不讨好）。

　　（2）针对没有症状的痔，只需注意饮食，保持大便通畅，注意肛门清洁，防止并发出血、脱垂即可，无须特殊治疗。

　　（3）当保守治疗失败或严重内痔已经没有保留意义，而且不再有可逆性时，选择手术切除是必要的。

[3]

膈下游离气体 ≠ 消化道穿孔

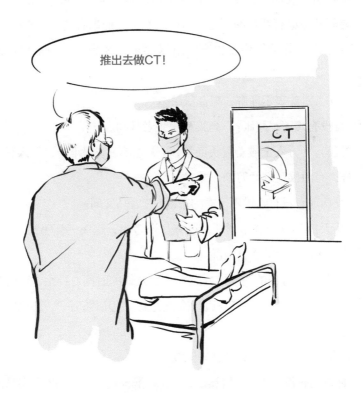

年轻女子腹痛两天，半夜突然加剧

方女士，34岁。她这两天肚子不大舒服。这天晚上，腹部疼痛更剧烈了，没办法，她只好深更半夜打车来看急诊。

急诊科医生最怕遇到腹痛患者，因为腹痛很复杂，背后的病因很多，需要迅速判断清楚，再进行针对性处理。

年轻女子腹痛，只要近期有性生活，尤其是未到经期，急诊科医生都要额外考虑有妊娠的可能，这是对女性腹痛患者的"特殊待遇"。这十几年来宫外孕发生率提高，所以要求女性患者常规留尿做妊娠试验。

方女士对此表示理解，配合留尿。

"有没有腹泻、腹胀？"急诊科医生老马问。

"没有，"方女士皱着眉头回答，"就是肚子痛得难受，好像肠子痉挛一样，有时候又好像刀割一样。"

"发病前有没有吃过不干净的东西？"老马又问。

"几天前吃过一些小龙虾，还有几个烤串，这……算吗？"方女士努力回忆了这几天的饮食情况。

"你肚子不舒服的时间刚好跟你吃小龙虾的时间对得上，可能是这些东西导致了胃肠炎。"老马边开检查边说，"但以防万一，心电图、腹部B超、X线都要做。"

方女士点点头，同意做这些检查。

"你以前有没有胃炎、胃溃疡、十二指肠溃疡这类疾病？"老马问。

与腹痛相关的常见疾病

腹部疾病	
急性炎症	急性胃肠炎、急性胆囊炎、急性阑尾炎、急性胰腺炎、急性肾盂肾炎、急性腹膜炎、炎症性肠病、急性梗阻性化脓性胆管炎、急性出血坏死性肠炎、缺血性肠病、急性肠系膜淋巴结炎、急性憩室炎
慢性炎症	慢性胃炎、慢性胆囊炎及胆道感染、慢性胰腺炎、慢性膀胱炎、慢性阑尾炎、慢性病毒性肝炎、结核性腹膜炎、炎症性肠病等
溃疡	消化性溃疡，小肠、大肠溃疡
穿孔	胃、肠、胆囊穿孔
脏器阻塞或扭转	胆道结石、泌尿系统结石、肠梗阻、幽门梗阻、肠套叠、胆道蛔虫症、卵巢囊肿蒂扭转、急性胃扭转、急性胆囊扭转、大网膜扭转、妊娠子宫扭转、肠粘连、十二指肠壅滞症、慢性假性肠梗阻
肝脾大	肝淤血、肝炎、肝脓肿、肝癌、脾脓肿、脾肿瘤
脏器破裂出血	肝、脾、异位妊娠、卵巢破裂
肿瘤	贲门癌、胃癌、原发性十二指肠癌、肝癌、结肠癌、肾肿瘤、膀胱癌等
功能性腹痛	功能性消化不良、肠易激综合征
腹壁疾病	腹壁外伤、脓肿及带状疱疹等
其他疾病	痛经、急性胃扩张等
腹部以外疾病或全身性疾病	
胸部疾病	急性心肌梗死、急性心包炎、急性右心衰竭、肋间神经痛、膈胸膜炎、反流性食管炎、大叶性肺炎、肺梗死、食管裂孔疝、胸椎结核或肿瘤等
盆腔疾病	急性和慢性盆腔炎等
代谢障碍性疾病	糖尿病酮症酸中毒、尿毒症、低血糖症、血卟啉病、慢性肾上腺皮质功能减退症
风湿免疫性疾病	腹型过敏性紫癜、腹型风湿热
血液系统疾病	急性溶血
中毒	铅中毒
神经源性疾病	腹型癫痫、脊髓危象

"可能有胃炎吧……"方女士犹豫了一下，说："以前偶尔会有肚子不舒服的情况发生，但没有这次这么厉害，在家我都差点爬不起来了，来医院倒还好了一些。"

"做过胃镜吗？"老马问。

"没做过，之前考虑做，但害怕，所以一直没做。"方女士有点懊恼。

"有无痛胃镜的，了解一下。"老马头也不抬地说。

"我就是怕无痛的啊，要打麻药，万一打完醒不过来了……"方女士欲言又止，尴尬地笑了笑，"所以一直没去做。"

方女士双手捂住肚子，疼痛缓和一点，脸色也没那么难看了，否则她也没精力跟医生说这么多。

老马又问了几个问题，然后让方女士躺在检查床上，给她检查腹部。

患者肚子总体还是比较松软的，不是硬邦邦的那种，这让老马稍微松了一口气。"某些严重的腹部疾病，如消化道穿孔、重症胰腺炎、胆囊穿孔等，由于炎症波及腹壁，可能会导致腹部肌肉紧张，整个肚子摸起来是硬邦邦的，而且异常疼痛，这叫板状腹。"老马边检查患者边跟旁边的规培医生说。

起码目前看起来，方女士没有板状腹。

但方女士有轻压痛，肚脐周围稍微用力压就有明显的疼痛，这还是不正常的。老马用力稍微大一点，方女士就受不了了，直接痛苦地喊了出来，然后试图推开他的手。

看到方女士反应剧烈，老马也不再用力，点到即止。但这已经给了他很大的提示——患者肚子还是有问题的。

但具体什么问题，还不好说。

急诊科常见的腹痛疾病没有几百也有上百，每个患者情况也不一样，即便医生有火眼金睛，也有看走眼的时候，所以必须借助辅助检查。

从病史、临床表现来看，患者像是急性胃肠炎，或者是阑尾炎、胰腺炎等。但如果是阑尾炎，患者右下腹应该有压痛，因为阑尾就藏在右下腹；但患者右下腹并无明显疼痛，疼痛只局限在肚脐周围，不大像阑尾炎。

不好猜，等检查结果出来再说吧。老马心里有底了，患者的问题不会是太致命的，否则肚子就不是现在这个情况了。

腹部疼痛复杂多变，辅助检查排除病因

患者交了费就抽血，抽血项目包括血常规、肝肾功能、电解质、血淀粉酶等，抽完血就准备做检查了。老马先给患者在床边做了心电图，确认没有心肌梗死图形才放心。事实上，这么年轻的女患者发生心肌梗死还是很少见的，但少见不代表没有，心肌梗死的表现千变万化，腹痛也是常见表现之一，所以必须常规排除。心电图便宜，无辐射，可以反复做。做完心电图，规培医生引导患者去做其他几个检查。急诊科的患者检查优先，而且这时候已经是深更半夜，排队的人不多，所以患者很快就做完了腹部 B 超和腹部 X 线检查。

腹部 B 超检查结果马上回报，没什么问题。

老马本来怀疑会不会是因为胰腺炎、胆囊炎、肾结石等导致的腹痛，但腹部 B 超都否定了，也验证了刚才的查体结果。如果患者真的有胆囊炎，那么应该是以右上腹疼痛为主，并且按压胆囊区域的时候会有疼痛。如果是肾结石，那么患者一般都会有腰痛、尿痛，而且医生叩击患者腰背部肾脏区域会有显著的疼痛，有些患者会痛得跳起来，甚至破口大骂，但这个患者没有。

也不像胰腺炎，胰腺炎一般都会有暴饮暴食史，比如你刚刚喝了 3 斤白酒，吃了 2 斤牛肉、20 串烤肉，那么真有可能突发急性胰腺炎，但

患者这两天胃口一般，没怎么吃东西。更重要的是，我们中国人的胰腺炎多数是由胆结石引起的，胆结石掉下来卡住了胰腺的出口，就会导致胰腺炎，而方女士是没有胆结石的；腹部B超也没有看到胰腺明显肿胀、渗出。综合来看，不支持急性胰腺炎。

等抽血结果回来后就会更加确定了，抽血项目里有一个血淀粉酶，如果真有胰腺炎，那么胰腺细胞破坏会释放出很多淀粉酶到血液里，这时候查血淀粉酶，其水平是会升高的。如果血淀粉酶水平正常，那就基本上可以排除胰腺炎了。

想到这里，老马轻松了一些。拿着患者的检查结果跟规培医生讲解，手把手教他如何做腹痛的鉴别诊断。

就在这时，电话响起来了。护士说是放射科电话，报危急值。

老马神情一下子凝重了起来。

腹部X线检查显现异常

老马接过电话，对方说刚刚来做腹部X线检查的患者看到膈下有游离气体影，需考虑消化道穿孔可能。

老马"啊"的一声叫了出来，声音不大，但旁边的规培医生听得一清二楚，他也迫切地想知道报告说了什么。

老马挂了电话，说影像报告出来了，电脑没传过来，他们先口头报告，有膈下游离气体影！

膈下游离气体！

规培医生一听到这个词，脱口而出："消化道穿孔？"

老马沉吟了一下："拿不准，报告是这么说的。"

大家可能不知道膈下游离气体影意味着什么，我来简单解释一下。正常人的胸腔、腹腔是通过膈肌隔开的。膈肌以上是胸腔，膈肌以下是腹腔。腹腔里面有很多脏器，包括胃、十二指肠、回肠、空肠、结肠，还有肝脏、胆囊、脾脏、肾脏、胰腺、系

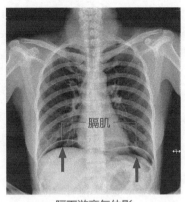

膈下游离气体影

膜、网膜，等等，整个肚子被塞得满满的。一般情况下，腹腔里是没有气体的，胃和肠道里面会有气体，但胃和肠道跟腹腔不通，所以胃和肠道的气体不会进入腹腔。如果胃和肠道有穿孔，那么里面的气体就会进入腹腔，这时候腹腔里就会有气体了，当然胃和肠道里面的液体、细菌也会进入腹腔。

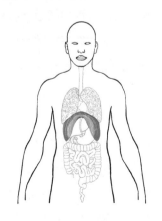

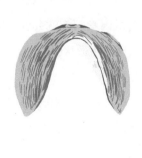

消化道气体进入腹腔后，气体会积聚在膈肌下面。因为当人处于

站立位时，膈肌下方是最高的，气体自然向高处走，所以会出现在膈肌下，而且这些气体是游离状态。

患者的报告显示膈下游离气体，通常意味着有消化道穿孔！

这可是大问题啊，消化道穿孔，药物肯定是没办法治疗的，必须要手术修补。而且严重的消化道穿孔可能会导致整个腹腔里都是消化液、细菌，会引起严重感染，甚至休克。搞不好，患者会丢了小命，必须尽快处理。

"要不要请外科医生会诊？"规培医生问老马。

"会诊是肯定要的……"老马若有所思，"但这个患者的腹痛有点诡异，从来没见过消化道穿孔的患者肚子这么软……"

"从来没见过消化道穿孔的患者肚子这么软"

老马的疑惑是正常的。之前我们解释过，当胃和肠道穿孔后，消化液、细菌都会一股脑地进入腹腔，污染腹壁，炎症扩散至腹壁，这时候腹壁肌肉受刺激就会变得坚硬、强直，摸起来硬邦邦的，就像一块木板一样，叫板状腹。

但方女士没有！

方女士的肚子摸起来总体还是软的，就是肚脐周围有压痛。但她腹部X线检查所看到的气体影也是实实在在的，可谓铁证如山。老马也只能跟规培医生说："可能每个人对疼痛的敏感度不一样，也可能是方女士穿孔后消化液被大网膜包裹，炎症没有波及整个腹壁，所以没有肌紧张，没有板状腹。"

外科医生来了。

刚好方女士的所有抽血结果都出来了，肝肾功能、电解质基本正常，但是血淀粉酶偏高一些，血常规提示白细胞计数也偏高一点，护士给方女士量了体温，没发热。

外科医生看了方女士一眼，大致问了几个问题，然后摸了下肚子，又快速看完了所有辅助检查结果，得出了结论：急腹症。考虑消化道穿孔成立，建议立即手术探查。看看到底是胃穿孔还是肠穿孔，如果发现，就予以缝合。

外科医生摸肚子无数，看急腹症患者无数，对膈下游离气体还是很有信心的，而且他亲自看过片子了，的确是右侧膈肌下有气体影。

遵照外科医生会诊意见，老马给方女士办理了入院手续，当晚就住院。

拟外科剖腹探查。

方女士听说要手术，也慌了，把在外地的男朋友也喊了过来。关键时刻，没人陪伴是不行的。

外科医生通知了手术室，做术前相关准备，忙了一轮后，天差不多亮了。

外科医生反复跟方女士及其男友沟通了病情，说明目前的诊断考虑，需要手术探查，可能要做修补术。但手术不能保证100%安全，医生把手术所有可能的风险都说了一遍。

"有没有保守治疗的可能？"患者男友问。随后他又小声跟外科医生说："她父亲几年前做手术的时候出了麻醉意外，不幸死亡，所以她的心理负担很大。"

原来如此。

"如果是消化道穿孔，药物保守治疗效果不好，基本上都是外科手术干预的。"外科医生解释说。

方女士及其男友最终同意手术，签了字。

此时患者的腹痛时好时坏，痛得厉害的时候额头都冒汗，缓解的时候说话还比较轻松。"手术如果能把穿孔的地方修补好，病情会迅速逆转的。"值班的外科医生对她说。

到了早上7点，外科主任上班了，他来的还是很早的。

听说科里有患者要紧急做手术，他就向值班医生了解情况。值班医生把患者的情况简明扼要地跟主任说了，还拿出了腹部立位X线片，说看到明显膈下游离气体影，患者和家属已经签字同意手术了。

"患者没有腹肌紧张？"主任问。

"不明显。"值班医生说。

主任听完后，淡淡地问了句："患者送手术室了吗？"

"还没，在准备。"

"那就让他们等一等，我去看看。"主任说完就披起白大褂，大步流星地走向患者病房。

主任一句话，让患者免受开刀之苦

到了患者床前，主任让患者再躺平，仔细为她检查了肚子。腹部的确是柔软的，稍微有些压痛，但不剧烈。胆囊区叩痛阴性，肾区叩痛阴性，听诊肠鸣音偏活跃。

"先别去手术室，先送CT室做个腹部CT吧。"主任跟值班医生说。

主任这句话，让值班医生彻底愣住了：患者腹痛明显，膈下游离气体影，诊断消化道穿孔是没问题的，为什么还要做CT呢？岂不是画蛇添足？

值班医生心里这么想，当然不敢这么说。他转念一想，主任年过半百，摸过的肚子可能比我吃过的米饭还多，他既然提出这样的要求，自然有他自己的考虑。

值班医生越想越提心吊胆，难道自己诊断有误？

主任看出值班医生的犹豫，转身离开病房，对尾随而来的值班医生说："我们做了这么多消化道穿孔的手术，有多少患者的肚子是这么柔软的？"

"我也有些疑惑，但腹部X线检查的确看到了膈下游离气体影！"值班医生有点想不明白。

"当患者的体征跟辅助检查对不上的时候，我们先不要贸然手术。冷静下来，搞清楚情况、瞄准了再'开枪'。"主任语重心长地说，"膈下游离气体的确很有可能代表有消化道穿孔，但也不是100%准确的。更何况患者肚子一点都不紧张，既往也没有明确的胃溃疡、十二指肠溃疡病史。我刚问过她，最近也没有解黑便的情况，说明没有消化道溃疡出血，那么，考虑患者消化道穿孔的诊断要打个问号。"

"先做CT吧，我看患者的血淀粉酶水平偏高一些，搞不好是胰腺炎。胰腺炎患者如果有明显的胰腺组织破坏，消化道屏障被破坏，导致大量细菌（如大肠埃希菌）进入腹腔，这些细菌也可能产生气体，气体堆积后说不定也会出现膈下游离气体。"主任板着脸说，他不想斥责值班医生，但也实在高兴不起来。万一患者不是消化道穿孔，那这个手术有必要做吗？搞不好这是起医疗事故啊。

值班医生是干了将近10年的"老兵"，从来没见过因胰腺炎导致膈下出现游离气体的患者。但主任要求做CT，只好执行。

于是值班医生跟患者沟通，先做CT，再考虑是否手术。

患者当然乐意。

CT做完，结果出乎所有人意料——

患者没有胃穿孔，也没有肠穿孔，更没有胰腺炎。

那个所谓的膈下游离气体影，原来是一侧结肠搞的鬼！

这让值班医生冷汗狂流。主任也铁青着脸，久久才松了一口气，说："你们啊，命大！患者没有消化道穿孔，如果咱们当消化道穿孔开了腹，那肯定扑空。患者本来不需要挨这一刀的，如果咱们误诊乱开刀，那就不光是砸招牌这么简单了。"

话说回来，为什么膈下游离气体是结肠搞的鬼？

正常情况下，膈肌下就是肝脏和胃，肝脏下面才是结肠，也就是说，膈肌和结肠是有一段距离的。但方女士的结肠有一段跑偏了，这段结肠没有乖乖地按照本来的轨道走，而是绕过肝脏向上，直奔膈肌下方。刚好这段结肠没有大便填充，空荡荡的里面都是气体，所以影像科医生判断这是膈下游离气体，考虑消化道穿孔可能。

不只影像科医生这么认为，外科医生也是这么考虑的。

方女士这段走向异常的结肠（结肠异位）差点送她上了手术台。

日常生活中，结肠异位并不罕见。因为结肠很长，有1～2米，在腹腔内绕了一个大圈，像"口"字一样，所以某一段结肠位置跑偏也不难理解。一般情况下，结肠位置移动了一点，不至于出大问题，但像方女士这样的情况，就容易搞乌龙了。

多亏了CT。

多亏了主任坚持每天提前一个多小时上班。

后来大家考虑方女士就是普通的急性肠炎，将她转入消化内科。经过药物保守治疗，她的腹痛很快就减轻了。

急诊科老马也来打听，得知方女士不是消化道穿孔后心里才踏实。但从此以后，老马又多学了一个知识点，原来膈下游离气体真不能等同于消化道穿孔。

"真是命大！"规培医生说。

"不只患者命大啊，外科医生也命大，大家是一条绳上的蚂蚱。"老马说。

对于很多临床医生来说，膈下游离气体多数都与消化道穿孔挂钩。这个病例让我们多生了一份警惕，细菌可能产气，大肠异位也可能被误以为是膈下游离气体，一定要判断清楚。

　　医生在急诊科会遇到很多腹痛的人，大家在日常生活中也会碰到很多腹痛的情况，有些腹痛可能是胃肠炎引起的，不严重；有些腹痛却可能是致命的。普通人肯定鉴别不清楚，当感觉腹部明显不舒服，尤其是伴随有呕吐、腹胀、乏力、心慌、胸闷的时候，一定要及时上医院。

心脏问题无小事

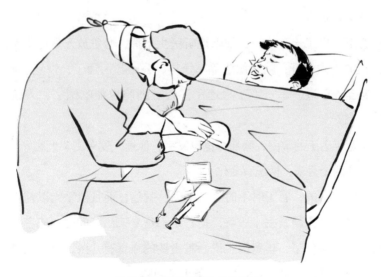

医生徒手给患者做心包穿刺术

脆弱的心脏：一病未愈，一病又起

62岁的老王，既往有高血压、冠心病，时不时地就会有胸痛、胸闷。他以前一直没怎么在意，但自从退休后，他越来越觉得活着真幸福，所以更加注重保养身体，遂于2年前做了心脏冠脉支架植入术。

当时医生是这样对他说的："你的心脏血管已经狭窄了90%，就好像高速公路的五车道变成单车道一样，车流（血流）肯定缓慢了，如果你这个车是给军队运输粮食的，那么目的地的战士们就得忍饥挨饿了。万一这唯一的车道也被堵死了（血栓形成后堵住血管），那么战士们就活活饿死了，心脏不能用了，人也就没了。"

道理太简单了。

老王吓出了一身冷汗，乖乖地听医生指挥，心脏放入冠脉支架。支架在血管内撑开，就好像除障车一样，公路顿时通了，恢复了4车道，甚至5车道，车一下子提速了，心脏细胞也能吃饱了，人就舒服了。

这两年老王的胸闷、胸痛再也没发生，他逢人就夸支架大法好。

但这两个月来，情况有变化了。

不知怎么的，老王时不时又有胸闷、胸痛，而且似乎比以前更严重一些了。老王赶紧去了医院，担心是不是支架出了问题，或者是别的心脏血管堵住了，毕竟医生说心脏主要的血管有几条，上次只是解决了一条而已，搞不好这是另外几条出了问题。

医生给老王做了心电图，还做了心脏彩超、冠脉CTA等，最终给出了答复，应该不是心脏血管的问题，而是有心律失常发作。老王有快速房扑，由此导致了胸闷、胸痛。

"房扑？什么叫房扑？"老王搞不懂了。

"这么解释吧，心脏有心房、心室，而且心脏里面是有电活动的。心脏能够跳动就是因为电传导支配了心脏（心房电活动下传给心室）。现在你的心房出了问题，里面的电路发生了故障，电活动就不容易下传到心室，因此很多电活动在心房里头'转圈圈'，不停地刺激心房，导致心房跳得很快很快，可能有300次/分。只有一部分（如150次/分）能下传到心室，比较规律，好像小鸟扑动翅膀一样，就称之为心房扑动，简称房扑。"心内科医生这么解释。

"我这次不是冠心病的问题？"老王有些疑惑。

"初步看来，这次的胸闷、胸痛不像是冠心病导致的，而是房扑导致的。"医生说。

"冠心病和房扑又有什么关系呢？我怎么这么不幸，两个病都找上门来了？"老王叫苦不迭，皱着眉头说。

心内科医生脾气很好，继续给老王解释，说："如果我们把心脏比喻成一座房子，那么房间里面的水管就好比心脏的血管，房间里面的电路就好比心脏的电传导系统，房间的墙壁就好比心脏的肌肉，这座房子的水管（血管）、电路（电传导系统）、墙壁（肌肉）出了问题都可能会引起胸闷、胸痛。水管堵住了，那就是冠心病。电路障碍了，那就是心律失常。墙壁松垮了，那就是心肌病。您之前是水管出了问题，这次是电路出了问题，都得治，而且可以治。"

经过医生这么一解释，老王就懂了，也认命了。

住院后，医生给老王用了些抗心律失常的药物，试图控制住老王的房扑，但效果并不是很理想。老王还是反复发生胸闷、胸痛，多次心电图检查都发现仍然存在房扑，这让老王很懊恼，抱怨说这个电路的问题可比水管的问题麻烦多了啊。

后来医生也没辙了，说既然药物治疗效果不好，那就得手术了。

专克房扑的"电烧心脏"

"手术能根治房扑吗？"老王很关心这个问题。实在是因为房扑发作时那种心脏快要蹦出来、悬着的感觉太难受了。

"这么说吧，"医生稍微沉吟了一下，"大概90%以上的房扑患者都可以在手术治疗后根治房扑。我们这个手术是微创的，不用开刀，就是在血管里面打针，然后放一根导管从血管直接进入心脏，找到导致房扑的那个肇事点，导管末端再放电烧掉这个肇事点，就可以根治房扑了。这个手术叫作射频消融术。"

"放电烧掉我的心脏？"老王吓了一跳。

"不是烧掉心脏，是烧掉那一点惹事的心脏组织，很小的一个点，不会影响心脏功能的！"医生见老王反应这么大，哭笑不得，赶紧解释："就是因为这个肇事点频繁发送错误的电号令，导致心房跟着瞎跳。我们用射频电流烧掉它，等同于把'贼窝'连根拔起，就能根治房扑了。"

老王理解了，为了安全起见，老王又私下找了其他医院的心内科医生，对方也认同射频消融术的疗效。

老王这才放心，签了字，同意放电烧掉"贼窝"。

一切准备就绪，这天老王被推入了导管室（介入手术室）。

"医生您得轻点，别把整个'山头'都烧掉了。"老王躺在手术台上，跟医生打趣道。

"放心，"手术医生慢悠悠地说，"我们这个手术做了没有一千例也有八百例了，还没见过多烧掉一根草的情况，您就美美地躺着，闭目养神几十分钟，很快就好了。"

医生说得轻松，但在跟老王的儿女们沟通病情时，还是把所有可能发生的并发症都说了。虽然是微创手术，但不代表没有风险，任何手术都有风险，但医生会尽量避免意外的发生。老王的儿女们都懂这个道理。为了让老王放心手术，大家在他面前也没怎么提可能发生的并发症，以免增加他的顾虑。

"老人家越老越怕死了。"老王的大儿子笑着说。

手术一开始，过程很顺利。医生顺利找到心房里面的肇事点，就是它——左心房里面这个点（组织）在乱发号令，导致心房跳得飞快。药物对付不了它，但在射频电流面前，它就举手投降了。

导管从血管进入，直达心脏，对准肇事点一顿猛烧。

经过确认，患者的房扑消失了。无论医生再怎么刺激这个点，都没再诱发房扑。

"贼窝"端掉了。

胜利！

正准备收兵时，手术医生眉头皱了起来。

不好！

世上没有万无一失的手术，这次悬了……

患者的血压怎么有下降趋势了？在手术前，医生把一根针穿入患者动脉，然后连接传感器，数据即时输入电脑，所以患者的血压能即刻反映出来。动态血压的好处是，一旦患者血压下降，医生能第一时间发现。

刚刚老王的血压一直是在130/80mmHg左右的，怎么现在只有90/50mmHg了呢？手术医生压低声音问台下几个医生这是怎么回事。

大家都屏气凝神，紧紧盯着心电监护，然后看了看老王。老王脸色也不好看，此时他睁开眼，问："怎么了？我心脏有些不舒服。"

手术医生没回答他。

老王血压低了，心率也快了，110次/分。这次不是房扑，而是普通的窦性心律，节律是正常的，但是心率很快，这可能是有问题的。

手术医生再次确认血压测量没问题。老王的血压真的下降了！

老王此时也说胸口闷得慌，额头上汗珠都出来了。

糟糕了！

手术医生此时想到了一个可怕的并发症，一想到这个并发症，任他是江湖上经验丰富的老手，也禁不住心里发毛。他赶紧当场用X线透视观察老王的心脏，发现老王的心脏跳得很微弱了。

"患者可能心脏破了，是心脏压塞！"

手术医生这句话一出，虽然声音不大，但在场的几个医生听了都心惊胆战，冷汗直流。一个年轻医生赶紧拿起听诊器听了老王的心脏，看他紧皱的眉头，就知道情况真的不妙。

"心音很遥远，听得不是很清晰。"他放下听诊器，迅速跟手术医生汇报。

心音遥远，是一种特殊的表现。正常情况下，医生用听诊器听患者的心音是比较大的，感觉心脏就在耳朵旁边跳动。但如果患者有心包积液、心脏压塞，本来心脏跳动就受到限制了，再加上心脏周围被血液裹住，心脏跳动的声音就难以传出去，这时候医生听到的心音就好像是从遥远的地方传过来的一样。

什么叫心脏压塞?

心脏的表面有一层膜，叫心包，这层膜把心脏完全裹住。如果心脏破裂了，那么血液会从破口流出，进入心脏和心包之间的间隙，出血量越多，间隙的血就越多，对心脏的压迫就越厉害，直到心脏被压迫得不能继续跳动了，就是心脏压塞。

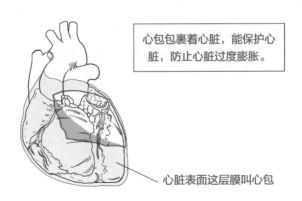

心包包裹着心脏，能保护心脏，防止心脏过度膨胀。

心脏表面这层膜叫心包

一旦发生心脏压塞，患者可顷刻毙命。

老王越来越难受了，喘不过气，惊恐异常。

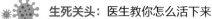

老王真的是心脏压塞。

没有第二个可能性了。

此时手术医生的后背已经湿透了，导管室里的所有人都慌张了。射频消融术是一门很成熟的技术，科室很久没有发生过心脏压塞了。并发症竟然真的发生了，很有可能是射频电流烧过头，把心房壁给烧破了。一旦心房有破口，血液就会跟决堤的洪水一样，迅猛涌出，填满心包间隙。

老王命在旦夕。

手术医生手都颤抖了，没想到，今日"栽跟头"了。但他毕竟是"老江湖"，风浪再大，他也扛过。他迅速调整了心态，一边指挥补液——升压、抗休克，一边让其他医生跟家属沟通，同时自己立即着手准备做心包穿刺术。

对，此时此刻，只有心包穿刺术能救命了。

老王昏迷了。

昏迷是正常的，他的血压只有60/40mmHg。这么低的血压，不昏迷才不正常呢。如果再不解除心脏压塞，等待老王的就不是昏迷了。

而是死亡。

节约每一秒时间，和"阎王"抢人

手术医生当然知道这点，所以他一边流汗，一边紧急准备心包穿刺术。患者发生了心脏压塞，心脏被紧紧箍住，动弹不得，只有迅速把心包里面的血液放出来，解除心脏压塞，才有一线生机。

心包穿刺术，顾名思义，就是把一根针从体表刺入患者的心包，抽出血液。说起来简单，做起来是很困难的，很多心内科医生一辈子都没有做过。这是个极其高危的抢救手段。因为胸腔里面有很多血管，我们是看不到心包在哪里的，只能大致推测。这一针下去，要刚好刺中心包，而不是扎穿心脏，也不是扎到别的血管，难度可想而知。

平日里心内科医生都是在超声的引导下进行穿刺的，超声就是医生的眼睛，但即便是超声引导穿刺，那也是有难度的。

"要不要让人推B超机下来，主任？"年轻医生在一旁提醒手术医生。

"来不及了，盲穿吧。"手术医生此时异常的冷静。无数血的教训告诉他，患者越是危险，他自己越是要冷静。慌乱，只会让情况变得更加糟糕。等待B超机到达，最快都要5分钟，患者等不起。

也来不及麻醉了，其实老王已经昏迷，麻醉与否已经不重要了，不麻醉至少能省20秒的时间。手术医生直接把消毒水洒在老王的胸口，而不是像往常那样反复消毒3次，这里又能节省20秒的时间。

此时，一秒钟都能让老王更接近鬼门关。

穿刺针对准老王的剑突，手术医生找准一个位置，深吸了一口气，将穿刺针倏地刺入老王胸膛，缓慢而坚定。

所有人都屏住了呼吸。

针是进去了，却没见血液流出。该死！手术医生的手套湿透了，那都是汗水。

如果穿刺针准确落入心包腔，应该是有血液流出的。现在没见血液出来，唯一的解释就是，针不在它该去的地方——心包腔。

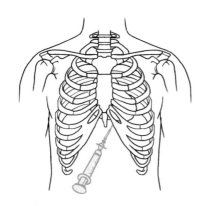

心包穿刺术是抢救心脏压塞的有效办法，但是难度很大！

患者肯定是心脏压塞，肯定是心脏破裂，但没有血液流出，肯定是我的位置不对。手术医生暗自思忖，此时他的口罩都湿透了。

说不紧张是假的。

手术医生重新调整了穿刺针的位置，再次进针。

没有人说话，大家的心都提到嗓子眼了。此时负责跟家属沟通的医生也跑了回来，刚想跟手术医生汇报，但见到此情此景，到嘴边的话又吞了回去。他知道这时候不该打扰术者。

"噗嗤"一声，穿刺针再次落位。

此时回抽看到了血液，而且是不凝固的血液。这次终于穿中了位置，穿刺针确认进入了心包腔！这也证实了，患者的确发生了心脏破裂、心脏压塞。

手术医生松了一口气，所有人悬在半空的心也终于落了下来。手术医生在没有超声的引导下，徒手给患者做了心包穿刺术，并且成功了！

这是了不起的。

但这还不是可以放松的时候，穿中心包腔仅仅是第一步。接下来，手术医生异常麻利地把导管置入心包腔，只见血液源源不断地从导管中引出。

微创转开胸，手术医生紧急搬救兵

引出心包血液，仅仅是治疗的一部分。毕竟患者的心脏破口还在，目前只是暂时缓解了心脏压塞，虽然患者不会因为心脏压塞而死亡，但他可能会因为失血过多而死亡。

而且会迅速死亡。

短短几分钟，引出来的血液就将近1000mL了。老王的血压有过一小段时间回到了90/50mmHg，但很快又跌到60/30mmHg，而且这是在大剂量升压药大量补液的前提下。

成年人身体里的血液，差不多也就5000mL，再流一会儿，就流干了。

手术医生一边让人去血库取血，一边紧急联系心胸外科医生。电话一接通，手术医生就喊救命，说在射频消融台上，可能是把患者心房搞破了，现在心脏出血不止，刚做了心包穿刺术引流，但止不住血。

几个电话打出去，联系了麻醉科，也联系了医务科。

患者的血压还是很低。

"赶紧送手术室，开胸止血。"手术医生铁青着脸说。此时他像一个战场上的将军——兵败的将军，他要搬救兵了。

哪有常胜将军？只要打的仗够多，必有兵败之时。

花了5分钟时间，患者被推入了手术室。途中红细胞、血浆送来了，都赶快给患者输上。此时，能早用一秒钟是一秒钟。

患者被送入了手术室。

"战场"交给了心胸外科团队，还有麻醉科团队。

心内科手术医生跟患者的几个儿女交代病情，说刚刚射频消融手术出了并发症，患者有心脏破裂、心脏压塞，性命垂危，现在在积极抢救，要开胸止血。

患者的几个儿女早已经吓得六神无主，说不怪罪医生是不可能的。但此时老父亲命在旦夕，还不是追究责任的时候，得赶紧救命才是，所以也没有为难这位眉头紧皱的手术医生。

医务科也来人了。这时候医务科必须要出面了，搞不好这是要出官司的。

手术台上，心内科医生也带来了彩超机，目的是进一步确认到底是不是心脏破裂、心脏压塞。医生们看完彩超，确认无疑：心包腔里面现在还有很多血液。

一边出血，一边输血。

此时患者出了将近2000mL血液，血压仅有50/30mmHg。

心胸外科医生手脚麻利地锯开患者胸骨，剖开了胸膛，切开心包，露出心脏，鲜血淋漓的心脏直接呈现在大家眼前。经过外科医生探查，真的是左心房这里有个破口，而且出血速度很快。

必须尽快修补破口，否则患者再无生还希望。

麻醉科、心胸外科医生鼎力协助，建立了体外循环，分秒必争地实施手术。

为什么要建立体外循环呢？大家试想一下，心脏有破口，外科医生当然要缝合起来，但是心脏一直在跳，医生想在一直跳动的心脏上进行缝合，那真的是难于登天。必须想办法让心脏"安静"下来，为此，医生会给心脏灌入冷心停搏液，心脏就会乖乖地不跳了。

心脏不跳了，人不就死了吗？是的，心脏不跳了，缝合是简单了，但是人体没有了源源不断的血液供应，很快就会因缺血、缺氧而发生大脑死亡、其他器官死亡，所以必须借助体外装置来替代心脏跳动。这个装置就是体外循环机，医生会把血液引入体外循环机，混合氧气后再输到患者体内。这个过程是绕开心脏的，不依赖心脏跳动，所以叫作体外循环。

花了将近50分钟时间，心胸外科医生终于把心房破口缝合好了。

重新恢复了心跳，血液重新接回了心脏。

患者的心脏跳动重新变得有活力，心包也不再有血液流出，血压也升至90/50mmHg。

来之不易的"起死回生"

外科医生这才真正地松了一口气。

"去ICU监护两天吧，我这小心脏都快受不了了。"心内科主任也进来了。

必须得去ICU。患者的心脏虽然缝合起来了，但万一缝合得不够牢固、又破了的话，再次发生心脏压塞那是相当危险的。

此时所有人都小心翼翼，不容有失。

老王在ICU监护了2天，血压趋于稳定，很快就停掉了升压药，顺利脱离呼吸机，拔掉气管插管。

老王重新活了过来。

老王最终恢复得不错，可以说是死里逃生。

老王差点死了2次，第一次是发生心脏压塞时，第二次是建立体外循环时。医生也差点"死了"2次。

有人问，经验这么丰富的医生，手术还会出现这么严重的并发症吗？下手这么不分轻重吗？一把火烧了整个"山头"都不自知？心内科医生表示压力很大。每个患者都是独一无二的，术中所有情况都可能发生，变数太多。你做10000次，有9999次成功也不代表最后一次必定成功，但医生毕生追求的就是10000次都成功。

医生自己也会检讨，到底还有哪里做得不好，还有哪里做得不够，需要怎样改进？争取成功率达到100%。

嗯，有点难，但那是咱们奋斗的目标，不是吗？

读者们不要因为这个病例而抵触射频消融术。事实上，射频消融术确实可以根治房扑。因为药物疗效有限，症状明显的房扑患者应选用射频消融术治疗。

　　射频消融术是通过导管头端电极释放射频电流，在导管头端与局部心肌、心内膜间转为热能，使特定的局部心肌组织变性、坏死，达到治疗目的。射频能量是一种低电压高频电能，总体比较安全，但的确可能误伤其他组织（如房室束），或者导致心脏穿孔致心脏压塞，但这个发生率是相当低的。文中病例是比较少见的，介绍该病例的目的是引起读者和医学朋友的重视。

感染性休克，清理病灶是关键

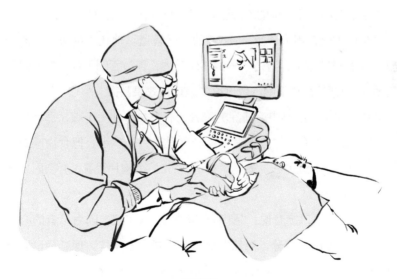

肾造瘘

连做两次CT发现病因

患者68岁，男性，发热3天。

这个时间段发热可不得了，急诊见到发热的患者，必须考虑会不会有新冠肺炎的可能，问清楚从哪里来？有没有经过中高风险地区？家里有没有同样发热的人？……肯定要做咽拭子，检测新冠肺炎病毒核酸。

下午结果出来了，还好，是阴性的。

所有人都如释重负。患者自己本来不紧张的，但是看到急诊医护人员个个都是紧张兮兮的，搞得自己也有点焦虑了。

"除了发热，还有别的不舒服吗？"急诊科医生老马问患者。

"有点干咳，不太严重。"患者的儿子答道。他还告诉医生，他爸爸3年前有过脑卒中，遗留了一侧肢体乏力，伴有吞咽困难，有时候番薯、黏稠的粥都很难下咽。做过很多理疗，效果甚微。

"哦，如果是脑卒中后遗症的患者，有发热，加上干咳，那首先还是要考虑肺炎可能。你爸爸很有可能有误吸，一不小心把食物或细菌吞入了气管，引起肺炎。"老马解释道，"先拍个胸片看看，必要时可能还要做胸部CT。"

老马顿了顿，接着说："要不干脆直接做CT吧。因为患者的心率也偏快，达到100次/分。当然发热本身会导致心率快，但感染也会导致心率快。胸片能看的东西有限，还是直接做CT靠谱。"

"那就做CT吧。"患者自己说。

CT很快做完了，没什么大问题，不是肺炎。

患者还是发热，护士又量了体温，38.8℃。患者还有寒战，冷得直哆嗦，嘴唇似乎都有些发绀了。

这不妥。

老马提高了警惕，继续追问患者病史，但患者说除了有些干咳没有其他问题，顶多还有点腹胀，胃口不是很好，没有腹痛，没有尿频、尿急、尿痛，等等。

这时候检验科也把抽血结果发过来了，白细胞计数有20×10^9/L，这个值已经相当高了！正常人的血液白细胞计数参考值是（3 ~ 10）$\times 10^9$/L，白细胞包括中性粒细胞、淋巴细胞等，它们是保护人体的卫士，其中中性粒细胞是专门对付细菌入侵的。如果白细胞升高了，尤其是中性粒细胞计数升高，往往意味着有细菌感染。

患者现在有发热，又有寒战（发抖），再加上血液白细胞计数这么高，这问题就大了。"必须要住院了，不能回家了。"老马说，"因为这意味着你可能有败血症，也就是说细菌可能入血了，它们在血液里面繁殖，才会刺激人体产生更多的白细胞，也才会有发热、寒战等表现。这是病情比较严重的表现，不能大意。"

患者听说要住院，起初不太乐意。他儿子起初也不愿意父亲住院，想着能不能带点药回家。

"出了事我可不负责！"老马板着脸说，"这种情况住院比较安全，毕竟你爸爸哪里有感染，细菌从哪里入血还不知道呢。"

"可能是腹部，因为有胃口不好、腹胀，说不定是胆囊炎、胰腺炎、阑尾炎，但我查体的时候没有发现胆囊、阑尾局部有压痛，而且肚子也没有压痛，不太像腹腔脏器感染，但也不好说……"老马语速

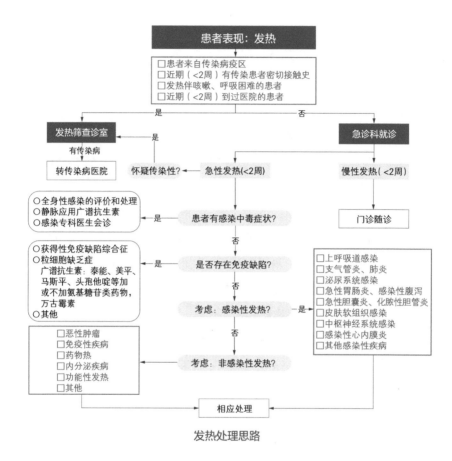

发热处理思路

飞快地给他们解释，希望尽量说服他们住院。"老人家有时候神经没那么敏感，说不定胆囊穿孔化脓了都没有腹痛，这种情况不是没有发生过，我建议去做个腹部CT，更稳妥一些。"

"又做CT？"患者儿子瞪大了眼睛。

"是的，再做一次CT，这次我们做的是腹部。本来刚刚就应该一起做了的，但刚刚老人家没有寒战，而且抽血结果也没出来，老人家看起来也没那么严重，为了减少费用，我没有给你们安排。但现在情况不一样了，既然你爸爸说肚子不大舒服，有点腹胀，加上不明原因发热、感染指标高，腹部情况是要首先考虑的。所以这个腹部CT要做。"

经过简短的商讨后，父子俩决定做CT：既然都来医院了，干脆查清楚一些。

急诊科医生急匆匆地又推着患者去了CT室。

胆囊没问题，胆管没有问题，胰腺没有问题，阑尾没有明显问题，也没有肠梗阻，肠穿孔也没看出来。

不是腹腔的问题。

"你看他的肾脏，主要是左侧肾脏，还有输尿管，这里有高密度影……估计是结石，而且结石以上的尿路扩张了，有液体，估计是积水。"影像科医生跟老马说。

老马眉头皱了起来，说："看来得请泌尿外科医生过来会诊了。患者的发热、寒战、白细胞高应该是泌尿系统结石引起梗阻、积水、感染导致的。"

一般来说，肾结石、输尿管结石都应该有明显的腰痛，但他没有，可能是个体差异，可能是年纪大了痛觉不明显，也可能是别的原因。

家属拒绝住院，病情急速恶化

回到急诊室，老马跟患者及儿子简单沟通说："现在发热、寒战的原因基本上明确了。幸亏做了腹部CT，CT看到患者左侧输尿管、肾脏有结石，结石堵住了输尿管，上面的尿液下不来，都积聚起来了。结石都是比较脏的，估计有细菌感染，随着积水越来越多，里面的压力越来越高，就可能导致细菌逆流入血，造成败血症！"

"可能需要手术治疗，清除石头，解决梗阻，让尿液能够顺畅地排出来，才可能缓解病情。否则可能会继续加重，甚至休克都是有可能的。"老马尽量把话说清楚，让他们赶快住院。

"不会这么严重吧？不就是发热吗？你说的话太恐怖了。"患者的儿子不大相信，似笑非笑，意义不明。

"你也可以选择离开，但是要签字，出院后后果自负。我的建议是即刻住院治疗，再评估需不需要手术处理。手术不是马上就做的，但抗感染治疗是肯定需要的，否则可能会休克，甚至会死亡。"老马这回把话说得更明白了，直接告诉他如果不治疗，可能会死亡。

这话说重了。

但也的确起到了效果，患者的儿子态度缓和了："那就住院吧。但是手术，我们仍需要考虑，暂时保守治疗吧。他年纪这么大了，手术出事了那就得不偿失了。"这几句话是在抢救室门口跟医生讲的，患者没听到。

老马让泌尿外科医生下来，看看患者，准备收入院。

没想到，就在这时候，患者突然说头晕，想呕吐，脸色一下子变得苍白。

看着好端端的一个人，从意识清楚进展到脸色苍白、双眼紧闭，这的确吓到了患者的儿子，也出乎老马的意料。他立即让护士过来上了心电监护，安抚患者躺在抢救床上，量了血压。

血压90/60mmHg。

这个血压不算太低，正常人的血压收缩压会有100 ～ 120mmHg。但患者是个将近70岁的老年人，既往有高血压病史，平时血压收缩压基本上在140mmHg以上，那么现在90/60mmHg的血压就显得很低了。

患者休克了。

老马赶紧让护士上几瓶生理盐水，快速扩容补液。患者病情进展太迅速，之前血压不低可能跟患者的自身调节有关。严重的感染本身就会导致休克，身体会大量缺乏液体，需要快速补液。

患者紧闭双眼，任凭医生"摆布"。

患者的儿子一时之间也不知道该如何是好，站在原地，看着医生和护士忙里忙外，搭不上手，说不上话。

患者情况不理想，估计是感染性休克，而且病情很重，随时可能发生心跳骤停。老马拿了病重通知书给患者的儿子，让他签字，问他："要不要积极抢救，如果心跳停了要不要抢救？"

"另外，这个情况不适合去泌尿外科了，要去ICU了。"老马说。

否决治疗方案，坚持保守治疗

刚好这时候泌尿外科医生也到了，看了患者的情况后，同意是肾结石、输尿管结石导致肾积水、感染引起的休克。如果病情稳定，那可以考虑做手术把结石取出来，恢复泌尿道通畅。但患者现在病情危重，不适合做大手术。因为取石手术可能会进一步把细菌逼入血液，诱发更严重的感染。

"那就做不了手术了？"患者的儿子低声问。

"也不是。还有另外一种选择，就是先做肾造瘘。"泌尿外科医生说，"患者现在明确是肾积水、感染引起的休克，积水里面肯定有很多细菌，这些细菌会源源不断地释放毒素入血，或者细菌本身就可能入血。我们要想治好患者，必须把积水解决，否则其他治疗都是徒劳的。"

"什么是肾造瘘？是手术吗？"患者的儿子眼神飘忽，有意无意地问了一句。

"肾造瘘，就是从患者背后扎一针，插入肾脏里面，把肾盂里面的积水引流出来。这样也可以缓解感染，非常有助于治疗。"泌尿外科医生说。

"有风险吗？"患者的儿子问。

"那是肯定的。任何操作或手术都是有风险的，比如会导致出血、感染，等等。"泌尿外科医生说。

"如果能保守治疗就保守治疗，尽量不动刀，不要太折腾。"患者的儿子叹了一口气，说。

"但是你父亲这个情况，肾造瘘是很有帮助的，如果没有肾造瘘，估计效果不会太好。"泌尿外科医生再次强调，"可以不做大手术，但造瘘是可以考虑的。肾积水甚至可能积脓，如果不把脏东西排掉，身体很难恢复。"

"我跟几个兄弟姐妹商量一下，这事我不能一个人做主。"患者的儿子说完，走远了几步去打电话。

过了几分钟，他过来了，说家里人商量后，还是决定保守治疗，不搞大动作。

泌尿外科医生摊开手，说："既然这样，那就得签字，说清楚这个情况。"然后他让老马帮忙出病情告知书。

老马也无奈，说："这个时候不造瘘，很难恢复。"

话刚说完，护士冲出来，说患者心率慢了！

再度恶化！九死一生的选择

老马三步并作两步冲入抢救室。患者病情进展得太快了，快得出乎他的意料。感染严重导致的休克老马见过很多了，但是像今天这般快速的还是头一回。心率慢了，提示患者病情异常严重。感染严重抑制了心脏，所以心率会慢，这时候心脏分分钟都可能停跳。

患者血压也降至80/40mmHg。

老马立即用了升高血压、提升心率的药物，让护士做好气管插管接呼吸机通气的准备。

"要不要去ICU？"老马问患者的儿子，"如果不去，患者可能很快就没了。"

简单的一句话，直接把患者的儿子问住了。正常人听到自己的父亲可能很快就没了都会发慌，他也不例外。他开始语无伦次，说跟家里人商量一下。

"还商量什么！"老马吼了起来，但他又意识到语气不好，随即压低了声音，说："你赶紧打电话商量，我这边随时可能需要做气管插管，搞不好等下心跳就停了。"

患者的儿子放下电话，说："那就先去ICU治疗几天吧。ICU的费用能不能报销？"

"一样的。ICU的费用昂贵，一天花费上万元，甚至更多，但几乎都是医保能报销的。"老马说。然后他让规培医生打电话，通知ICU医生下来会诊。

ICU今天是华哥值班，华哥接到电话后急匆匆地赶来，简单评估了患者情况后，认为可以收入ICU治疗。

"泌尿外科医生来了吗？什么时候能做造瘘？"华哥问。

"来了，说可以做，但是家属不愿意。"老马悻悻地说。

"签字了吗？"华哥问。

"签了，不同意做手术。"老马说。

"同意气管插管接呼吸机吗？"华哥又问。

"这个同意，他们同意去ICU治疗。"

"不造瘘，光靠药物也不行啊，还是死定了啊！"华哥差点叫了起来，看得出他也有些激动了，"明确了肾积水甚至积脓，不把积水和脓液、细菌等清出来，光靠药物是没有效果的，必死无疑！"华哥下了最后通牒。

"先去ICU吧，说不定保守治疗有效。"老马悄悄地跟华哥说。

"那就上去吧。前提是跟家属说清楚，患者九死一生！"华哥铁青着脸说。

"不，说错了，是99死1生。"他又补了一句。

华哥后来还是自己找了家属，跟家属简单沟通了患者的情况，确认了收费等问题，无误后将患者收入ICU。

为了保证安全，华哥在急诊科先给患者做了气管插管，再转运到ICU。如果不提前做气管插管，万一在路上患者的心跳停了，那就被动了。

还好，患者顺利到了ICU。

但是他的情况很差，血压最低到了70/40mmHg，心率130次/分，仍然昏迷。没错，刚刚还是清醒的患者，现在已经昏迷了。这说明休克已经严重影响了大脑的血液灌注。

华哥迅速为患者上了所有能上的保守治疗，最关键的是抗感染治疗。患者明确是肾积水感染，基本上是细菌感染，而泌尿道的细菌感染最常见的是革兰氏阴性杆菌，比如大肠埃希菌。只有知道这个规律，医生才能经验性用药。

当然，在经验性用抗生素之前，先留了血培养、尿培养等，后期如果培养出具体的细菌，再针对性用药。

"我们必须再次强调，不做肾造瘘，不大可能挽回性命。现在的保守治疗也只能是死马当活马医了。"华哥直接跟患者的儿子说。

"我理解。医生，尽力就好。"患者的儿子也表态了，"我们几个兄弟姐妹都不想他动手术，即便老人家要走，也走得体体面面、完完整整。"

我的天，华哥无语了。说一千道一万都没能改变家属的决定，华哥也就不再多说什么，否则会被家属认为是在怂恿过度治疗。那就老老实实按照家属的意愿保守治疗吧。

大家可能不理解肾造瘘的意义。我简单解释一遍：人体的尿液从肾脏里生产出来，会流入输尿管，进入膀胱，然后通过尿道出来。现在患者有结石堵在输尿管和肾脏那里，尿液自然排出不顺畅，久而久之，就可造成感染，因为这是死水。死水是什么概念，大家应该都懂，不流动的水就是死水、腐水，非常容易滋生细菌，在身体中引发感染。患者现在的肾脏就有感染，这时候不光要抗感染治疗，还要让死水变成活水，患者才有活下来的希望。一旦做了肾造瘘，把死水引流出来，细菌就不会再源源不断地侵入血液；配上抗生素，里应外合，就能打败细菌，挽救患者于水火。

但如果不造瘘，仅仅靠抗生素治疗，那就是本末倒置了。就好比，家里地板上有一堆白砂糖，引来了无数蚂蚁，只用杀虫药的话，杀了一批蚂蚁又会有另外一批蚂蚁过来，前仆后继，源源不断。要是直接用抹布把白砂糖清理干净，蚂蚁自然就散了。

道理多简单。

当然，用抹布清理白砂糖是没有风险的。肾造瘘毕竟是个手术，肯定是有风险的。但只要利益大过风险，就值得做，就可以做。医生们反复跟患者家属沟通了，但家属就是不同意，那也就没办法了。

那就只用抗生素吧，希望这些抗生素能干掉细菌。这样成功的例子不是没有，只是少而已。

柳暗花明又一村

第二天，患者感染指标继续上升，体温飙到了40℃。

患者的儿子来了，说再看几天，如果效果不好，就直接放弃了。

意料之中。

ICU医生能料想到这样的结果。只希望接下来的几天，能看到转机。一般家属不愿意做手术，有两个原因：第一是真的不想让患者痛苦，二是缺钱。至于这位患者的家属是哪种考虑，我们不知道。

第三天，患者的感染指标终于低了，血压也有些改善，体温最高38.5℃。

难道有转机了？

第四天，患者的感染指标进一步下降，血压也稳定了，升压药逐步停用，尿量逐步增多。

这时候，血培养结果出来了，确定了细菌，细菌种类和ICU医生预想的差不多。针对性药物早几天前已经用上了，否则患者不会有今天的表现。

患者的儿女也到齐了，大家商量了一下，同意继续治疗。

"目前看起来，机会还是有的。"华哥说，"本来一般人有这样严重的感染，不把感染灶清理掉那是万万没办法控制感染的。但是患者的情况特殊，我估计是最初结石感染导致输尿管充血、水肿，造成本就不通畅的输尿管更加梗阻。后来经抗生素治疗，输尿管充血、水肿减轻了，尿液可以通过了。一旦尿液能够顺着输尿管排出来，就等同于清除了感染灶，那就有希望了。"

"再加上我们治疗及时，果断用了敏感的抗生素，才会有今天这样的疗效。"华哥也不忘吹吹自己的"战绩"，心里美滋滋的。

住ICU一个星期后，患者苏醒了，并且成功脱离了呼吸机，拔掉了气管插管。

血压140/90mmHg，心率87次/分。

这是他平时的血压和心率了。

他真的活过来了，但人也瘦了2圈，入院时差不多有80kg，现在估计只有50kg了。

万幸的是，命捡回来了。

泌尿外科医生过来会诊，也是啧啧惊叹。既然现在患者恢复了，尿量也行，就不着急做取石手术了。泌尿外科医生交代家属，等以后患者病情更稳定了，身体恢复更好了，一定考虑要不要把石头取出来，否则下次说不定又发生类似的情况。

患者家属连连称是。

泌尿系统结石引起肾积水、感染，如果医生建议做肾造瘘，即便有风险，那也是要做的，否则光靠抗生素很难奏效。文中的这个患者是幸运的。同时也提醒我们，要记得每年体检，做个泌尿系统B超就能知道有没有结石。如果有，尽早治疗：吃药，或者手术。解决掉石头，就可以避免后续的肾积水、感染等问题了。

[6]

失血性休克，介入止血显神通

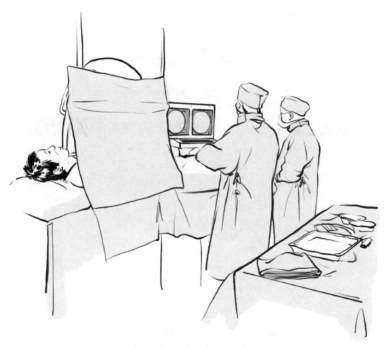

介入栓塞血管止血，挽救了患者

半夜上厕所突然不省人事，急诊科紧急排除多种病因

急诊科。

深夜，救护车拉回一个突发昏迷的患者，67岁，男性。

急诊科医生老马迅速判断了患者的意识：没错，是昏迷了，大声呼唤和拍肩膀都没有反应，这是病情危重的信号。

告病重，立即转入抢救室。

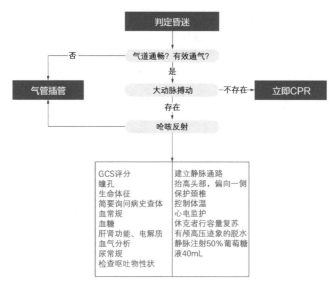

昏迷判定与处理思路

几个护士手脚麻利地为患者接上了心电监护，血压90/50mmHg，

心率120次/分，血氧饱和度95%，呼吸20次/分。患者血压偏低，心率较快，已经是休克了。

急诊科昏迷的患者尤其多，没有一千都有好几百。很多病因如果不及时发现并且处理，后果不堪设想，如低血糖昏迷、药物中毒昏迷、高血糖昏迷、电解质紊乱昏迷、尿毒症昏迷、呼吸衰竭昏迷、脑出血昏迷、脑梗死昏迷、急性心肌梗死昏迷、肺栓塞昏迷……

昏迷常见病因

重症急性感染	比如败血症、肺炎、中毒型菌痢、伤寒、斑疹伤寒、恙虫病、颅脑感染（脑炎、脑膜脑炎、脑型疟疾）等
颅脑非感染性疾病	1. 脑血管疾病：脑缺血、脑出血、蛛网膜下腔出血、脑栓塞、脑血栓形成、高血压脑病等； 2. 脑占位性疾病：脑肿瘤、脑脓肿等； 3. 颅脑损伤：脑震荡、脑挫裂伤、外伤性颅内血肿、颅骨骨折等； 4. 癫痫
内分泌与代谢疾病	甲状腺危象、甲状腺功能减退、尿毒症、肝性脑病、肺性脑病、糖尿病、低血糖、妊娠中毒症等
心血管疾病	如重度休克、心律失常引起的阿-斯综合征等
电解质紊乱	低钠血症、低氯性碱中毒、高氯性酸中毒等
外源性中毒	如安眠药、有机磷杀虫药、氰化物、一氧化碳、酒精和吗啡等中毒，还有毒蛇咬伤
物理性及缺氧性损害	如高温中暑、日射病、触电、高山病等

老马必须在最短的时间内判断患者是什么原因导致的昏迷。

家属说患者半夜起来上厕所，突然昏倒了。还好家里人发现及时，马上打电话送来医院。

此刻陪伴前来的是患者的妻子，还有儿媳妇。患者的儿子目前在外地，赶过来大概要2～3小时路程。

老马吩咐护士开通双侧静脉通道，先补液扩容提升血压，稳住生命体征，又继续问了家属几个问题。得知患者既往有高血压、糖尿病病史，没怎么吃药治疗。

这是个突破口！

老马眉头微皱，看来又是一个脑出血或脑梗死昏迷的患者。急诊科这样的患者非常多，有高血压、高血糖也不好好控制，还大吃大喝，导致血管变得非常脆弱，一不小心脑血管就爆裂了或栓塞了，昏迷，甚至迅速死亡。

老马一想到有脑血管意外的可能，就更加仔细地查看了患者的四肢肌力、肌张力、病理征等情况。如果患者真的是脑血管意外，检查神经系统时多少能有些发现，如某一侧肢体肌力减弱了，或者病理征阳性等。

可是，患者没有。

此时规培医生也把患者的心电图做了。心电图是常规项目，不用等老马吩咐。何况现在患者昏迷了，搞不好真的是急性心肌梗死或肺栓塞导致的，心电图或许能带来一些信息。

心电图结果几乎是正常的，患者心率偏快，窦性心动过速，没有心肌梗死图形。

老马稍微放心了。

"赶紧送CT室做颅脑CT，看看是否有脑出血或脑梗死可能。"老马斩钉截铁地对家属说，不容商量。

家属也是明白事理的，何况患者现在的确危急，医生让做什么检查就做什么检查。

同时，老马让护士抽了几管血，抓紧时间化验血常规、肝肾功能、电解质、凝血四项等常规项目，不错过任何一个步骤。

时间就是这样挤出来的。

不挤时间，就等着死神收拾患者吧。

抢救室里的医护们都绷紧了神经，各项工作有序进行，忙而不乱。

在做CT的路上，老马翻看了患者的肚子，肚子似乎胀一点。老马心里有了疙瘩：这肚子怎么回事？他用力压了压，患者没有皱眉痛苦的表情。还好。某些严重的腹腔内脏器感染会有明显的腹痛，即便患者昏迷了，也还是可能会有压痛的表现，但患者没有，说明腹部情况可能不严重。

多虑了，老马心想，又转念一想：小心驶得万年船。

迅速做了CT，没有看到脑出血，也暂时看不到大面积脑梗死情况。老马悬着的心放下一半。

但新的问题又来了，患者昏迷，不是脑出血、脑梗死；刚刚也测了血糖，不高不低，不是血糖的问题；也没有发热，会是什么原因导致的昏迷呢？

感染性、心源性、失血性……低血压的多种原因

对了，患者的血压偏低，已经是休克血压了。

最常见的导致低血压的原因是感染性休克、心源性休克、失血性休克，患者会不会有严重的感染呢？如果有，那是哪里有感染呢？最常见是肺部、泌尿道。但感染都是有过程的，患者几天前都是好好的，不可能今晚突然就这么严重了，患者的表现不大支持感染性休克可能。

会不会是心脏的原因？可刚刚心电图也看了，没有心肌梗死图

形，也没有明显异常的心律失常。目前看起来不像心脏的原因，但可以密切观察，必要时再多做几次心电图。

失血性休克呢？

老马想到这里，后背一阵发凉。糟糕，刚刚先入为主了，看到患者有高血压、糖尿病病史，半夜三更起床上厕所突然昏迷，自然而然地想到了脑血管意外，或者低血糖、高血糖可能，但没有考虑失血性休克这个可能。

此时患者已经被推回了抢救室。

老马借着明亮的灯光，仔细查看了患者的面部情况。患者仍然昏迷，但脸色似乎不好看，有点苍白，有点蜡黄。"这是什么面容？"老马问规培医生。

规培医生迟疑了一下，说："是贫血貌吗？"

老马快他一步想到了这一点，但当规培医生说出贫血貌时，他仍然感到有一丝凉意划过背脊。老马冲出去问患者家属，患者平时有没有贫血、有没有痔疮出血、有没有胃溃疡出血等情况。

家属都摇头否认。

老马回到抢救室，重新检查患者的腹部。腹部可能有问题，刚刚应该把腹部CT一起做了。老马此刻有些懊恼，但现在再推患者去CT室显然不合适，这样反复折腾，搞不好家属要闹起来了。

患者肚子稍微有些胀。

刚把听诊器放到患者腹部，老马就被吓到了。

"肠鸣音活跃啊！"老马忍不住低声说了出来。

正常人的肠道都是蠕动的，如果用听诊器仔细听腹部，会听到咕噜噜的声音，这就是肠子蠕动的声音，一般一分钟会有3～5次。但患者此时的肠鸣音有7～8次，这显然是不正常的。

为什么肠鸣音会这么活跃呢？

"要么是胃肠炎，要么是消化道出血！"老马跟规培医生说，"而胃肠炎是不会导致昏迷的，所以结果只有一个，那就是消化道出血可能！消化道如果突然大量出血，患者就会因为大脑短暂缺血而发生昏迷，有些人的昏迷时间短暂，有些人的昏迷时间则较长。"

此时患者血压升至了102/65mmHg。

患者手脚有些活动了，眼皮也动了下，似乎要醒了。

这时候护士拿着患者的化验报告进来，递给了老马。老马赶紧接过来一看，天啊！患者血常规提示血红蛋白只有65g/L了（男性正常值为120～160g/L）。患者真的有显著贫血，而且接近重度贫血了。其他肝肾功能、电解质结果没多大异常。

老马一看到这个结果，心跳就加速了。

患者半夜三更昏倒，血压低，肠鸣音活跃，腹部稍微膨隆，按压没什么感觉，但是血红蛋白明显下降了许多，铁证如山。

"患者真的很有可能是消化道出血导致的昏迷。"老马跟规培医生说。但奇怪的是，患者的血红蛋白低得这么厉害，理论上应该出了很多血，会有呕血或便血表现才对，但观察患者既没有呕血，也没有便血。

"真的是消化道出血吗？"规培医生有些疑惑。

"如果是短暂大量消化道出血，由于胃一下子承受不住这么多血，的确可能会呕血。但如果出血的速度偏慢一点，缺血、缺氧已经引起了大脑昏迷，但还没导致呕血，也是有可能的。血液会顺着肠子往下流，估计很快就会从肛门排出来了……"

老马话音刚落，护士就喊起来了："快看，患者拉血了！"

便血又呕血，输血都快赶不上了

老马闻讯，快步走到患者床旁，护士已经掀开了被子，患者两腿之间积累了一大摊暗红色血便，看样子得有几百毫升。

这回算是真相大白了。

老马缓缓松了一口气。患者果真是消化道出血，导致昏迷、低血压、肠鸣音活跃、腹部稍微膨隆。

"赶紧叫消化内科，看看能不能胃镜下止血。"老马吩咐规培医生，"联系血库赶紧备血，准备输红细胞、血浆等，加紧抗休克治疗。"

老马找到家属，说："患者明确是消化道出血，现在已经是失血性休克了，病情很重。但具体是哪个部位出血还不确定，得请消化内科会诊。你们看看要不要做胃镜？胃镜下能看到胃和十二指肠，如果刚好看到有出血点，可以直接在胃镜下止血。"

老马问："做不做胃镜？"

患者的妻子和儿媳妇没有犹豫，点头说："同意做！"看得出她们非常紧张，尤其是患者的妻子，她的嘴唇都在发抖。老马每找她一次，她就慌张一次。

老马再仔细追问患者妻子，才知道患者好几年前有过胃溃疡穿孔，做过穿孔修补术。

这下"实锤"了。

既然患者有过胃溃疡穿孔的病史，那么今晚也完全有可能是再次胃溃疡大出血。此时此刻，胃镜下止血似乎是首选。

消化内科医生很快就到了，评估病情后，建议考虑胃镜治疗。

"做！我们同意做，费用不是问题！"患者的妻子声音有些颤抖，但阻挡不了她拼命挽救爱人的决心。此时此刻，她把所有的希望寄托在医生身上了。

消化内科医生犹豫了一下，说："要不先收入 ICU，气管插管接呼吸机，保证了呼吸氧供再做胃镜会保险很多。毕竟患者有消化道出血，保不准等下会有大呕血，如果没保护好呼吸，血液涌入气道造成窒息，那就糟糕了。"

消化内科医生的担忧是有道理的，不是没有过这样的教训。

消化道大出血的患者，尤其是已经昏迷的患者，片刻就会因为呕血到气道内窒息而死。而避免这样的悲剧发生有两个关键点：一个是尽快止血，另一个就是提前做气管插管，保证气道通畅。这样一来，患者再怎么呕血，都不会担心窒息的问题了。

就这么干。

联系了 ICU，ICU 的华哥又碰巧跟老马"撞班"，挂了电话就赶过来了。华哥看过患者后，同意这个方案，迅速返回病房做充足准备。

老马以最短的时间把患者转进 ICU。

华哥再次跟家属沟通病情，确认家属愿意积极救治，签好字，然后开始治疗。

患者此时仍然是昏迷的。

血已经拿回来输上了。

过床的时候患者又解了几百毫升暗红色血便。他已经大便失禁，这些消化道血液很快就通过肛门排了出来，因为量大、时间短，所以没有代谢为黑色，依然是暗红色。

患者还一连呕了几口血，大口大口的血从嘴角流出来。没办法确切统计有多少，估计有3碗吧。

赶紧输血补液。

华哥迅速给患者做了气管插管，同时接上呼吸机，确保患者不会窒息，不会缺氧。

消化内科医生推着庞然大物般的胃镜过来了。

一般情况下，胃镜是不会在床边做的，因为这个设备太大了，整套设备有一个双门电冰箱那么大，推着它在院内走来走去实在不方便；而且如果稍微一颠簸，把个别零件摔出问题来，那就影响治疗了。

但今晚不同，人命关天。

适当麻醉后，消化内科医生把胃镜塞入患者口腔，通过食管，进入胃。一进入胃，几个医生就忍不住惊呼了起来。

胃里面都是血，还有一部分是凝血块。

"不用说，肯定是胃出血了。"消化内科医生说。

助手将胃黏膜冲洗干净后，显示屏上终于看到了出血点。没错，就在胃体这里，有一个铜钱大小的溃疡灶，中间有一根小动脉在呼呼跳动着出血，就好像一个音乐喷泉一样，血液直涌而出。

这个音乐，一点都不美妙。

这根出血的小动脉，就这么赤裸裸地展现在大家面前。

消化内科医生经验很丰富，他气定神闲，准备钳夹小血管。只要夹住这根血管，立刻就能止血，患者就能转危为安。

让大家没想到的是，这个溃疡灶附近的组织非常脆弱。

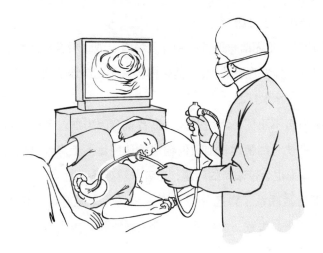

散布的出血点，让消化内科医生束手无策

原来出血的不仅仅是这根小血管，周围一些组织也在冒血、渗血，甚至喷血。

这下麻烦大了！

反复尝试了几次，均无法满意止血。消化内科医生皱起了眉头，骂了一句粗口。平时斯斯文文的医生此时竟然破口大骂，让人不由地提心吊胆。

一般情况下，消化内科医生在胃镜下找到出血点，然后使出十八般武艺，总有一款能止住血。但像今晚这样的情况——患者胃溃疡出血太过凶残，消化内科医生也没辙了。

患者血压一度降到了70/40mmHg。

ICU医生压力极大，又向血库要了2U红细胞和几百毫升血浆，加快输血，还用上了升压药。

"不行了，咱们请胃肠外科和介入科看看吧。看看是外科手术剖腹止血还是介入栓塞血管止血。"消化内科医生无奈地给出建议。此时他的全身已经被汗水打湿。

如果血再不止住，不用多久，患者就会因失血过多而死亡。虽然医生已经在快马加鞭地输血，但输血的速度比不上患者出血的速度，而且大量输血也会带来新的问题，患者依然难逃厄运。

华哥赶紧联系了胃肠外科和介入科医生，说有胃溃疡大出血患者，胃镜下止血失败，需要外科或介入科支持。重点是，患者还相对年轻，家属非常配合。

半夜三更，外科医生风风火火地赶来。评估了患者的情况后，认为其基础疾病太多，血压太低，上台手术风险太高，而且估计要做大部分胃切除术把溃疡灶切掉才行，创伤太大，担心患者承受不住，很容易下不了手术台。

外科医生说话历来都是直来直去的，意思很明了：这个手术，先请介入科干预吧。如果介入科实在没办法了，家属愿意试，签好字，咱就冒险做。

介入科医生随后赶来，充分评估后，说："那就介入试试吧！"

介入科出马，造影剂诱敌

此时凌晨2点。

患者的儿子终于赶到了，他跟ICU医生表明了态度，愿意付出一切努力和代价，治疗失败也绝对不会怪医生和医院，请医生竭尽全力。

"那就签了字，推去介入科吧。"华哥说。

胃溃疡出血，手术切掉溃疡灶，再缝合出血的血管，肯定能止住血，这很容易理解。为什么介入治疗也能止血呢？

介入治疗当然能止血。很多人可能还不知道介入科（也有的医院称之为导管治疗室）是做什么的，我简单说一下。介入科开展的介入治疗是利用现代高科技手段进行的一种微创性治疗，就是在医学影像设备的引导下，将特制的导管、导丝等精密器械引入人体，对体内病灶进行诊断和局部治疗。

那介入治疗具体怎么给患者止血呢？原理很简单。医生会在患者的大腿动脉处打针，放一根导管进入动脉，导管一直进到腹腔血管，这时候向导管里面注入造影剂，然后拍摄X线。如果患者的血管没有破裂、出血，那么造影剂会顺着完好的血管走行一遍，X线下就能看到一棵漂亮的"血管树"。但如果患者的某一根血管破裂、出血了，那么造影剂也会随着血液流向破口，这时候拍摄X线就能看到造影剂散落在周围，医生就可以推测是这里的动脉破裂了。

只要找到破裂的血管，一切就好办了。这时候医生会把一些很微小的栓塞剂送达这根血管的开端，堵住这根血管，起到止血的效果。

这就是介入止血的大致过程。

患者家属听完后，明白了七七八八。介入科医生同时把风险也一并告知："凡是手术都有风险。比如栓塞的血管搞错了，那就麻烦了，会导致别的器官缺血坏死；或者一直找不到出血的血管，那介入手术就白做了，这些都是有可能的。"

患者被送入介入科后，一边输血，一边用呼吸机辅助通气，一边做介入治疗止血。

凌晨时分，没有人打瞌睡，大家的眼睛都紧紧地盯着屏幕，生怕错漏了一个小小的细节。

介入一开始并不顺利。

因为患者的血压太低了，加上刚刚的胃镜下止血有些效果，胃溃疡出血似乎有止住的趋势了。如果没有活动性出血，介入科医生就没办法准确找到破裂的出血口。这个道理很简单：如果没出血，造影剂就无法外渗，那就没办法判断哪里是破口。

这就好像警匪片一样，必须有一个人先开枪，引出对方的狙击手，暴露出狙击手的位置，才能干掉狙击手。如果对方的狙击手耐性足够，纹丝不动，愣是不吭声，我们是一丁点办法都没有的。

难处就在这里，患者似乎已经不再出血了，怎么找破口呢？不出血不是更好吗？不一定，现在不出血，不代表等下不出血，不代表天亮不再出血。

还是要找到病灶，干掉它，才能安稳睡大觉。

就在这时，突破口出现了！医生们看到一个地方有造影剂渗漏。

"没错了，就是那里出血。"介入科医生有些兴奋，又镇定下来，冷静地说了一句。

胸有成竹。

瞄准对方狙击手，扳机叩响。

完美。

置入栓塞剂后，重新造影，再也没看到有出血渗漏的地方了。

患者回到ICU，观察1天未再出血。

休克逐步纠正，血压恢复正常，血容量也恢复正常，意识逐渐恢复。

第3天顺利脱离呼吸机，拔除气管插管，转去消化内科继续治疗。

醒来后追问患者病史，才知道他在事发前2天喝了不少白酒，估计是酒精导致胃溃疡复发、出血。

总算死里逃生。

活着真好。

事后老马说，下一回不能单纯做头颅CT，要全身扫一遍才行。

呵呵。

胃溃疡出血还是很常见的，有胃溃疡的患者绝对不要喝酒，因为酒精会刺激消化道，可能加剧胃溃疡，甚至引发胃出血。少量的胃出血会有黑色大便，大量胃出血则可能直接排出血性大便或呕血。治疗首选胃镜下止血，也可以考虑介入止血，外科手术切除胃溃疡一般不常用，除非保守治疗无效。那些经常有腹痛、腹胀、反酸、嗳气的朋友，一定要做胃镜检查，看看是不是有胃溃疡。如果有，尽早药物治疗。

[7]

少见的横纹肌溶解症

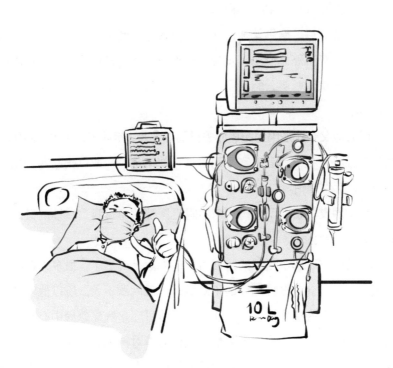

患者正在接受血液透析治疗

输球苦闷？借酒消愁惹胸痛

杨某,36岁,男,公司中层干部,爱好体育。公司举行了篮球比赛,尽管杨某和队友费尽九牛二虎之力,仍然输掉了比赛。他输了比赛自然不开心,甚至有些难过。女朋友劝他说就是一场比赛,但争强好胜的他依然觉得苦闷,又想到工作中的各种不如意,当晚多喝了几瓶啤酒。

杨某不胜酒力,醉得一塌糊涂。

杨某醉酒后,瘫倒就睡,呼噜声惊人,还吐了女朋友一身。第二天一大早,杨某悠悠醒来,发现头痛难忍。更要命的是,胸口也隐隐作痛,每一次深呼吸,胸痛得更厉害。头痛他倒不在乎,但是胸痛让他害怕了。

因为他父亲就是因为胸痛而去世的。那是2年前了,医生诊断他父亲是急性心肌梗死,老人家刚到急诊科就不行了。所以杨某对胸痛特别敏感,感到害怕。

在女朋友的帮助下,杨某来到附近医院的急诊科。接诊的又是咱们的熟人,老马。

老马简单了解了杨某的情况后,认为他是喝多了。很多人在醉酒后第二天仍然会有这样那样的不舒服,一般问题不大,所以他安慰了杨某几句。但胸痛毕竟不是小问题,急诊科还是胸痛急诊中心呢。这意味着,任何一个急诊科医生都不应该简单对待患者的胸痛,即便患者说是被刀子割伤了胸口,明确是外伤痛,也要见到伤口确认真的是外伤而不是心肌梗死才罢休——就得这么小心。

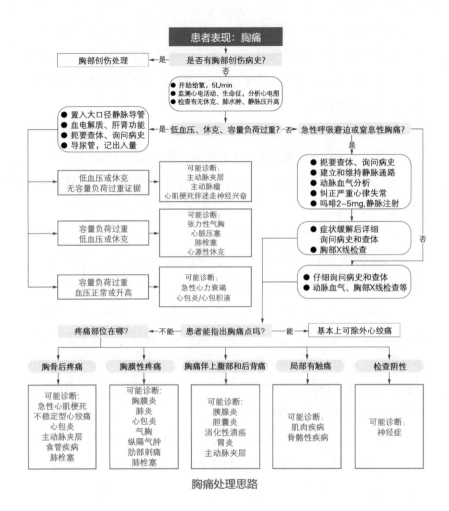

胸痛处理思路

　　虽然患者不是典型的胸口压榨样疼痛（急性心肌梗死典型胸痛表现），也不是闷痛，老马还是让规培医生给患者做了心电图。当听到患者说既往有高血压病史，尤其是听到患者说自己的父亲是因心肌梗死去世时，老马更加警惕了，开医嘱让护士给患者抽血化验肌钙蛋白、心肌酶等一系列指标。

患者36岁，既往有高血压病史，父亲心肌梗死去世，现在有胸痛……随便抓一个急诊科医生过来，都要警惕患者有心肌梗死可能，首要检查就得排除心肌梗死。只要心电图、肌钙蛋白等没问题，其他的胸痛病因还有时间慢慢找。

杨某又告诉老马："医生，我感觉全身都没力气，尤其是左侧肩膀、手臂、大腿这一侧都很痛，还有些麻，不知道为什么。"

老马暗想，看来真的是第一次醉酒，若是经常喝酒，估计对这些反应都不在乎了。

不过，患者说到的左侧肢体疼痛还真勾起了老马的好奇心。为什么会这样呢？为什么仅有左侧疼痛，右侧不痛呢？老马也纳闷。正寻思有哪些疾病会引起偏侧肢体疼痛，这时候患者的女朋友提供了关键的信息，她说患者昨晚一直是左侧卧位睡的，会不会是压伤了这边肢体才引起的疼痛呢？老马一看患者的发型，的确是左边头发瘪了许多，默认了患者女朋友的说法。转头给了她一句赞扬，说："让醉酒的人侧卧睡觉是正确的，你做得很对！如果是平躺睡觉，说不定患者会因呕吐窒息，甚至一命呜呼了。"

患者女朋友尴尬地笑了笑，说前几天看节目，看到医生在电视上这么教。"但如果能左右侧卧轮流来就更好了，"老马说，"单独偏一边睡的确容易压伤肢体，还好现在看起来没啥，过两天就好了。"老马没再说下去，因为他知道，要想让醉酒者轮流左右侧翻睡，那旁边伺候的人就必须频频醒来帮忙调整体位，这换了谁能受得了？

再说，患者也不是一动不动的，一般不会压出大问题。除非患者真的醉得一动不动，那就有可能压出褥疮。

患者心电图结果出来了，不是心肌梗死图形。典型的心肌梗死图形呈现"红旗飘飘"的样子，也就是ST段弓背向上抬高。肌钙蛋白结果也很快出来了，没有特别异常。估计不是心肌梗死，这都在老马的意料之内。

但事情没那么顺利。

动态复查心电图，"追踪"病情

没过多久，患者说胸口越来越痛了，连呼吸都觉得费力了。这再次引起了老马的警惕，于是他让规培医生再次给患者做心电图。患者不解，说："刚刚才做了心电图，怎么又要做？"老马只好给他解释："病情随时变化，心电图也是要动态复查的。现在没有心肌梗死，不代表等下没有心肌梗死。"患者只好再次撩起衣服，露出胸口，让规培医生涂抹酒精连接电极。心电图结果依然没问题，不是心肌梗死。

但患者的确有呼吸费力的症状，老马站在旁边，看得一清二楚。患者每吸一口气，似乎都要很努力。

"胸痛加重了吗？"老马问。"是的，胸痛，感觉呼吸费劲。"患者说，他的额头都冒出了汗珠。很多疾病都会导致呼吸费力，如重症肺炎、肺栓塞、心力衰竭、重症肌无力等，但患者的病情进展比较快，原因不明，得做进一步检查。

"会不会是重症肌无力啊？"规培医生问老马。老马摇摇头，说："患者全身乏力，要警惕这些疾病，但是重症肌无力不会胸痛。患者既往也没有这个病史。"为了确认患者是否有重症肌无力，老马再次问了一些情况，患者从没听说过重症肌无力。而且患者是个体育健将，怎么可能是重症肌无力呢？"推过去做个胸部CT吧，看看有没有肺炎等情况。"老马说。刚刚老马已经给患者听诊过双肺了，没听到特殊的声音，估计不会是肺炎。但具体是什么情况，现在也说不清楚。

患者同意做CT。在准备去做CT前，老马再次给患者听诊双肺。这一次听诊器刚碰到患者的胸部，患者就皱起了眉头。这个表现很让老马疑惑。老马问患者："是不是听筒太凉刺激了你？"患者摇摇头，说："不冷，就是痛。"这更让老马奇怪了："我就是稍微用点力把听诊器放在你胸口而已，怎么就痛了呢？"

患者皱着眉头，说："胸口痛，你用听诊器按住的时候更痛。"老马听到这句话的时候，冷汗直流，羞愧得无地自容，但也不能让患者看出来。为什么羞愧呢？一个胸痛患者，老马先入为主地考虑心肌梗死，但从始至终他都忘了深入了解一下患者胸痛的性质，比如他没有按压患者的胸口，看看到底是胸部软组织病变导致的疼痛，还是胸腔脏器病变引起的疼痛。

老马的听诊器按压患者胸口引起疼痛加剧，这提示患者的胸痛很可能是局部肌肉软组织病变，而不是胸腔脏器病变。如果是心肌梗死引起的胸痛，按压胸壁不会加剧疼痛。老马差点羞红了脸。"刚刚连接心电图电极的时候也很痛，我忍住了。"患者委屈地说。

"痛要说出来啊！你不说我怎么知道你痛呢？"老马哭笑不得。

难怪他对再次做心电图有些抵触。为了证实患者是胸壁肌肉软组织病变出现的胸痛，老马又用手指在患者的胸部到处压迫了几下，结果患者痛得直叫。老马这回胸有成竹了。

才出疑云，又入谜团

心肌梗死会死人，而胸壁软组织炎症导致的疼痛，那是无论如何也不会死人的，老马放心了些。患者的胸痛和呼吸费力估计都跟胸壁软组织炎症有关，虽然患者的整个胸壁看起来无红肿、无皮疹，但胸壁肌肉可能有炎症，炎症就会刺激产生疼痛。疼痛剧烈的确可能影响呼吸，因为每一次呼吸都会加重疼痛，患者自然不敢大口呼吸，这就造成呼吸费力的假象。想到这一茬，老马彻底放心了。

问题是，患者为什么会有整个胸壁的肌肉软组织炎症呢？"最近有胸口撞击受伤吗？"老马问患者。"没有，"患者回答，"不过我昨天有篮球比赛，比赛中难免会有冲撞，这算吗？"患者疑惑地望着老马。老马一拍大腿，说："这就解释通了。"但同时他又觉得奇怪，从来没见过有人撞击到整个胸部肌肉都痛的，而且疼痛还这么剧烈。情况有些蹊跷，但一时半晌他又说不出哪里不妥。聊着聊着，患者的呼吸费力情况似乎缓解一些了。

老马开医嘱让护士去取药，同时拿回来一片布洛芬。老马告诉患者："布洛芬能治疗你的胸痛。"患者有些纳闷："平时吃布洛芬都是退热的，或者是治疗头痛的。怎么今天还用来治疗胸痛了？"

老马解释说："布洛芬是一种抗炎解热镇痛药，理论上它对哪里的疼痛都有效。你的胸痛估计是肌肉组织的炎症损伤，用布洛芬能抗炎止痛，赶紧吃吧。"为了彻底排除胸部问题，老马还安排患者做了胸部CT。

"患者胸痛这么明显，我们要不要给他做CT血管造影啊，顺便看看有没有肺栓塞或主动脉夹层等？"规培医生问老马。

这个年轻医生提出的意见很好，急诊科常见的几个凶险的胸痛病因就是心肌梗死、主动脉夹层和肺栓塞，这几个病都非常容易误诊，要确诊只能做CT血管造影。但患者既往没有相关的高危因素，临床表现也不是很像，老马就没考虑做CT血管造影，只给患者做了CT平扫。

老马有自己的考虑。诚然，为了安全，最好是所有的检查都上一遍。但如果临床医生都这么依赖检查，那临床思维还有用吗？他说："如果从患者的病史、临床表现来看不支持那几个诊断，又何必多此一举做这个检查呢？毕竟做血管造影是要注射造影剂的，不少人对造影剂过敏，还有些人会得造影剂肾病，这些都是风险。"规培医生点了点头。

CT结果很快就出来了，没大问题，只是右下肺有一小点肺炎渗出病灶，但不严重，肯定不会引起这么严重的胸痛。老马认定患者就是胸壁肌肉软组织炎症所致的胸痛，估计是撞击引起的，或者是别的原因引起的，反正没有心肌梗死，也没有其他致命的疾病。

而患者乏力、头痛……那是醉酒后的反应，休息两天就好了。这时候患者的肝肾功能、血常规等结果也陆续出来了。肝功能中提示患者转氨酶（ALT/AST）有明显升高。老马看到结果后皱了一下眉头，除了转氨酶升高，肌红蛋白也是异常升高，肌酸激酶更是高得离谱。这肯定有问题。

老马心里"咯噔"了一下，迅速展开头脑风暴。

异常升高的酶来自哪里？

这几个酶，说白了就是蛋白质，是人体血液中的几种蛋白质。

人体骨骼肌、肝脏、心肌、大脑等的细胞里面都会有这些酶，这些酶的升高，往往意味着这些细胞有损伤。细胞损伤后，酶便漏了出来，流入血液，这时候抽血化验就能看到这些酶显著升高了。"但这些酶的来源这么广泛，到底是哪个部位出了问题呢？"规培医生很疑惑。"最可能是骨骼肌。患者不是有四肢乏力、胸口疼痛吗？完全可以是患者的四肢骨骼肌、胸壁肌肉细胞损伤破裂导致的酶学升高啊。"老马解释说。规培医生点点头，说："患者的肌钙蛋白是正常的，心电图也是正常的，这应该足以排除是心肌细胞破坏引起的酶学升高。"

"老师，那肝脏呢？肝脏如果有损害，也会有这么多的酶学改变吧？"老马笑了笑："没错，肝脏细胞也有很多酶，但唯独有一个酶的含量是很少的，那就是肌酸激酶。肌酸激酶一般只存在于骨骼肌和心肌内，肝脏里几乎没有。"

"所以肌酸激酶升高，要么是骨骼肌细胞破坏，要么是心肌细胞损伤。你说是哪一个？""骨骼肌！"规培医生不假思索地回答出来。

"没错！"老马笑了笑，"而且，患者的肌红蛋白也很高，肌红蛋白肌红蛋白，自然指的是肌肉里面的蛋白，要么是骨骼肌，要么是心肌，而不是肝脏。肝脏受损是不会导致肌红蛋白升高的。明白了吗？"老马眨了眨眼睛，盯着规培医生。

老马话音刚落，神情突然变得紧张起来，说赶紧让患者留个尿，

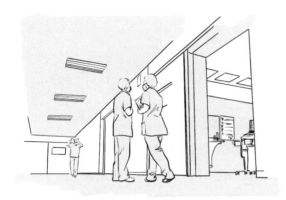

做尿常规，然后多补些液体。规培医生说："刚刚就想给患者留尿检查了，但患者一直说没有尿。"这个回答让老马隐隐担心，患者肾功能可能出问题了。

规培医生说："患者血肌酐还是正常的，肾功能怎么会有问题呢？"

"肌酐是一种很小的分子物质，是身体肌肉代谢产生的，平时几乎都是从肾脏排泄出去的。正常人体内的血肌酐是稳定的，一旦血肌酐量超过界限，那就意味着肾脏不能很好地排泄肌酐了，就代表肾功能出现了问题，所以那些尿毒症患者的血肌酐都是很高的。但肾功能轻度异常时，肌酐还是能够排出去的。只有肾功能明显异常了，肌酐才不容易排出去，这时候血液中的肌酐才会增多。换句话说，血肌酐正常，不代表肾功能就是正常的。只有等肾功能损害到了一定程度，血肌酐才会增多。"听了老马的解释，规培医生缓缓点头。

老马望着患者的心电监护，若有所思地说："患者体内骨骼肌细胞受损了这么多，我们称之为骨骼肌溶解症，也叫横纹肌溶解症。骨骼肌的纹理都是横纹，所以说横纹肌溶解也是对的。"

"大批肌红蛋白跑到血液里来，然后成批涌入肾脏、肾小管，随时会堵塞肾小管，导致肾功能衰竭。患者应该是没尿了，我们要不要请肾内科会诊，到他们科做透析去？"规培医生问。

"估计要做透析。"老马回答，示意规培医生打电话叫肾内科过来会诊。

然后老马又跟患者解释病情。患者听到自己可能是横纹肌溶解症时，非常惊讶，说："以前听说有人吃小龙虾吃到肌肉溶解，是不是跟我这个类似？"

"是类似的。人家是吃小龙虾吃到横纹肌溶解，你这个肌肉溶解原因不太明确，我估计是跟你大量喝酒有关。毕竟有几百种因素可导致肌肉溶解，最常见的有外伤、药物，等等。我估计你的四肢肌肉和胸壁肌肉都是有问题的，到时候做个肌电图确定一下。"老马说。

肾内科医生过来了，又重新分析了一遍，觉得横纹肌溶解症是可以解释患者所有症状的，包括四肢乏力（其实还有疼痛）、胸壁肌肉疼痛（而不是典型的心肌梗死胸痛）、胸痛引起的呼吸费力，还有无尿。

直至现在，患者都没有解出一点小便，尿常规也就没办法做了。透析是要做的，透析就是模拟肾脏的功能，把血液中多余的物质过滤掉。患者被收入肾内科住院，入院时再次复查血肌酐，已经飙升到200μmol/L了（正常高值是120μmol/L）。

当天就安排杨某做了血液透析治疗，排出一点尿液。尿里面的肌红蛋白水平也很高，这进一步证实了横纹肌溶解症的诊断。经过大量补液、使用激素等治疗，杨某全身不适、疼痛的状况逐渐减轻，肾功能指标也有所好转。一周后，杨某各项指标恢复正常，胸痛消失。终于不再担心是心肌梗死，杨某心中的大石头总算落地。

在他的认知里面，心肌梗死才是大病，横纹肌溶解症不算。但肾内科医生给他解释，曾经有患者做了2个月血液透析都没办法逆转，最终因多脏器衰竭而死亡。杨某才意识到，原来自己也是从鬼门关走回来的。

酒精百害而无一利，少量喝酒也是没好处的。如果可能，尽量不喝酒。即便要喝酒，也尽可能不要酗酒，不要醉酒，因为这会导致很多健康问题。像文中患者喝酒引发了横纹肌溶解症，虽然少见，但也是会发生的。

横纹肌包括骨骼肌和心肌，因为肌肉纤维在显微镜下呈现明暗相间的横纹，由此得名。该病病因很多，常见的有外伤/挤压伤（比如地震、建筑物坍塌导致受伤）、剧烈运动、药物/毒物、感染、酒精、电解质紊乱、遗传代谢性疾病等。肌肉细胞溶解后，细胞内物质释放到血液循环，会引起一系列症状，典型表现是肌肉疼痛、肌无力、茶色尿三联征，严重者会有急性肾衰竭。

回到本文中，患者因喝酒而出现横纹肌溶解症，李医生再次提醒各位朋友，饮酒要适度。如果有人醉酒了，一定要记得让醉酒的人侧卧位躺，不要仰卧，因为仰卧时呕吐易发生窒息，甚至死亡，这样的后果远比横纹肌溶解症严重。

[8]

重视胃肠疾病，追悔莫及不可取

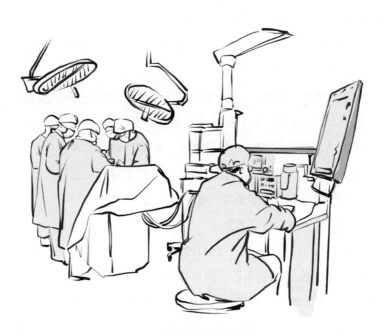

医生在手术室与死神抢时间

逛街途中急性腹痛，中年女子紧急送入抢救室

42岁女性患者，姓钟。

3个月前，她经历了一次生死考验。这次，死神再次找上门来。大家别急，我们先把时间倒回3个月前。

那天中午钟女士在逛街，突然感到上腹部有剧烈的疼痛，痛到怀疑人生。她以前偶尔也会有腹痛，但不严重。

除了腹痛，钟女士的手心、额头、背开始冒汗，还伴有恶心、呕吐，刚吃的虾饺、凤爪全部吐了出来。

她丈夫一看这个架势，吓得六神无主，赶紧打120，送入医院急诊科。

到了急诊科，钟女士已经奄奄一息了，她痛得脸色苍白，说不出话。

急诊科医生老马立即将她推入抢救室。

必须首先排除妊娠、宫外孕情况，毕竟这是一位中年女性，加上每年宫外孕的发生率逐渐升高，这些都是急诊科医生必须考虑的。去年老马漏诊了一个宫外孕患者，这件事让他心有余悸。

但很快老马就转变了思路。

患者腹痛难忍，双手一直捂着肚子喊叫。老马让规培医生帮忙松开患者双手，掀起患者上衣，露出腹部。他的手刚摸到患者腹部，患者就叫了起来。老马异常冷静，让规培医生打电话叫外科医生过来会诊。

这肯定是有外科的情况了，老马暗自思忖。患者腹部非常僵硬，腹肌绷得紧紧的，而且痛得厉害，这是典型的急性腹膜炎表现。正常

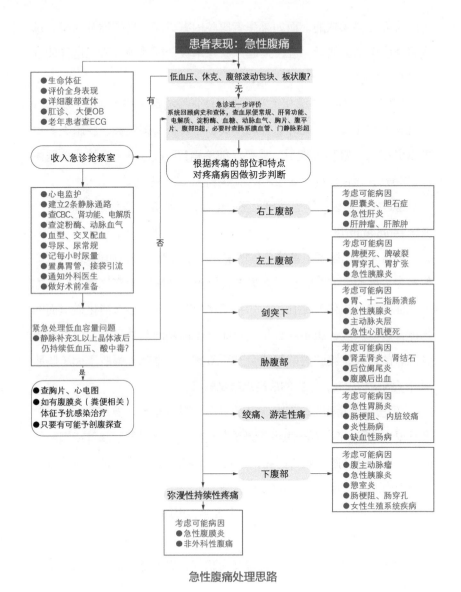

急性腹痛处理思路

人的腹部是很柔软的，而如果患者腹腔内有炎症，炎症波及腹壁，那么整个腹肌都会绷紧，肚子摸起来就像木板一样僵硬，所以这样的肚子也叫板状腹。

"最常见的原因是消化道穿孔，肠液直接流到腹腔，刺激了腹膜，就会有急性腹膜炎。此外急性胆囊炎、胆管炎、阑尾炎、胰腺炎等也可以引起急性腹膜炎表现，需要仔细鉴别！"老马跟一旁的规培医生说，"当然，急性妇科疾病也不能草率排除，要一起考虑。"

这边护士早已经给患者接上了心电监护，测量的心率是120次/分，血压140/84mmHg。

老马大致把握了患者的总体情况，就推着患者去做腹部CT检查。他本想去做腹部X线检查，如果X线检查看到膈下游离气体影，基本上就能确定是消化道穿孔了。如果消化道有穿孔，那么消化道里面的气体会进入腹腔，腹腔就会积气。而气体都是向高处走的，所以当患者站着的时候，腹腔内的气体会升至最高点，也就是膈肌下面（膈肌隔开了胸腔和腹腔，腹腔的最高点就是膈肌）。

"但患者痛得厉害，估计站不直，无法站立拍摄，做CT更合适。"老马说，"再说了，万一患者不是消化道穿孔，而是肝胆胰脾或阑尾的问题，甚至是盆腔的妇科问题，只有CT能看到苗头，腹部X线检查是无能为力的。综合来说，做CT最合适。"

老马跟患者丈夫沟通了情况，患者丈夫也同意做CT。

老马这次的直觉准了。

CT结果出来，患者的腹腔确实有积气，也就是说，基本确定是消化道穿孔了。

患者痛得更厉害了，老马一边快速给她补充液体，一边紧急联系外科医生。外科医生风尘仆仆地赶到，评估患者，也再次摸了摸患者的肚子——的确，硬邦邦的板状腹，急性腹膜炎没跑了。再加上腹部CT结果，应该是消化道穿孔。

再仔细询问患者丈夫，他说患者这几年偶尔会有腹痛，但不厉害，没怎么留意。老马和外科医生一致认为，患者可能本身就有慢性胃溃疡或十二指肠溃疡，所以才会有慢性腹痛，以前不剧烈是因为溃疡没穿孔。"今天，溃疡穿孔了，这是大问题，得立即手术修补。"外科医生斩钉截铁地说。

"除了手术，没有别的办法。"外科医生又说了一遍。

患者丈夫也没有过多犹豫，直接说："就按医生说的来，手术就手术。"

当天紧急办理入院手续。

止痛良药竟成为穿孔的始作俑者

推患者进入手术室。

外科医生打开患者腹腔，直奔胃和十二指肠，果然有穿孔。十二指肠球部穿孔，孔不算特别大，但是已经有消化液流出，腹腔里已经有很多渗出液体了。"这样的腹腔，如果不手术，患者必死无疑。"外科医生跟同台的年轻医生说。

回过头来分析，患者的确可能存在慢性十二指肠溃疡，平时她就有腹痛、恶心、腹胀等症状，甚至有反酸、嗳气等。但患者一直没有警觉，她没做任何治疗，也没做过胃镜。拖至今日，溃疡终于爆发穿孔，酿成大祸。

事实上很多胃溃疡、十二指肠溃疡患者都无须手术，因为有很好的抑制胃酸分泌的药物可以治疗溃疡，比如奥美拉唑、兰索拉唑、埃索美拉唑等。多数患者都可以依靠药物治愈溃疡，只有少数才需要手术。

比如这位钟女士。

外科医生把溃疡缝合了，腹腔清理干净。最后确认缝好了，外科医生才关腹。

手术很顺利，钟女士恢复得很好。

等她醒过来，虽然肚子还是痛，但那是以手术伤口疼痛为主了，剧烈程度已经较之前显著减轻。

大家有想过钟女士为什么会有溃疡和穿孔吗？外科医生也好奇，多问了她两句之后，答案就出来了。

原来钟女士有长期头痛的毛病。据她自己说，早些年打羽毛球的时候摔过，头部着地，当时检查没什么大问题，也做了头颅CT，医生说无大碍。但是从那以后，钟女士就落下了头痛的毛病，休息不好头痛，心情不好也头痛，有时候一个星期能痛几天。看过一些医生，用过很多药，效果都不大好。

后来钟女士发现布洛芬这个药效果特别好，基本上药到痛除。钟女士说："这么久以来，买过的布洛芬不少于100盒了吧。"

布洛芬，是一种常用的解热镇痛抗炎药，除了能用于退热，也能止痛，普通的头痛、痛经等都可以使用。一般来说，它的安全性是比较高的，使用人群很广泛，小孩子都可以吃。但是药都有副作用，布洛芬本身副作用少，它最常见的不良反应是消化道反应，比如恶心、上腹部不适，长期使用可能导致消化道溃疡。

换句话说，布洛芬能止痛，但是用的次数多会伤胃肠（少量、偶尔用问题不大，不要抵触，这是个不错的药）。钟女士就是个活生生的例子。

医生只好跟她说："头痛的问题你要看神经内科，该换点别的药物了。布洛芬这类药物不能吃了，类似的阿司匹林、对乙酰氨基酚等都不要再吃了，再吃恐怕还会有溃疡，还会穿孔。"

死里逃生的钟女士，当然谨记医生的嘱咐。

那次出院以后，钟女士就很注意自己的饮食，同时也在医生的指导下服用了抑制胃酸分泌的药物。要知道，几乎所有的胃溃疡、十二指肠溃疡都跟胃酸分泌过多有关，所以抑制胃酸分泌是治疗溃疡的关键。

本以为故事到此就结束了。

其实还早。

术后三月，酒席上突发意外

术后3个月，钟女士恢复得很好，一切如常。一天，死神突然降临了。

那天，朋友二胎，摆满月酒，请了钟女士。钟女士盛装打扮，沾沾喜气。宴席上酒肉居多，钟女士却能守得住嘴，只吃清淡的，蔬菜为主。

没想到还是发生了意外。

钟女士起身去厕所时，狠狠地摔了一跤，整个人倒在厕所门口，头部着地，当时就出血了。

这吓坏了宾客。

钟女士的丈夫也在酒席上，闻讯后慌张赶到厕所门口，他看到妻子头上有一大片血迹，并且昏迷不醒，害怕极了。周围的人帮忙打了120。

在送去医院的路上，钟女士才悠悠醒来，一直说头痛。测了血糖、血压，基本上是正常的。钟女士刚刚是晕厥了。晕厥是指短时间（几秒或几分钟）意识丧失，过后会醒过来。这点跟昏迷不一样，昏迷是持续性意识丧失。

来到急诊科，接诊的刚好又是老马。那时钟女士头部的伤口已经止血。

不用说，头颅CT是必须要做的。这种摔伤后头部着地，最怕就是有脑出血。而头颅CT是诊断脑出血最好的工具。

幸亏，头颅CT没有看到很明显的脑出血，但有一点硬膜下积液和轻微枕骨骨折。硬膜下积液，估计是外伤所致。如果不是特别厉害，保守治疗就可以了，无须手术。

问题是，钟女士为什么会摔倒，有人知道吗？老马问家属："有没有人看到钟女士为什么会摔倒，是没站稳脚滑了还是别的？"

没有人知道。

这就麻烦了。

老马解释说："如果是因为地滑没站稳摔跤，那就是意外。如果是患者先有脑梗死、脑出血、脑肿瘤或其他的疾病导致晕厥，然后才摔跤，性质就完全不一样了。"

头颅CT没看到脑出血，但不能排除脑梗死。老马思索，从患者的查体情况来看，四肢活动还是自如的，肌力、肌张力情况还是正常的，也不大像脑梗死。"要明确是不是，还得靠头颅MRI才行。发病24小时内，做头颅CT没办法看到有没有脑梗死。"老马解释道。

"还是住院观察吧，"老马跟家属说，"住神经内科可能更合适。"他准备先让神经内科医生过来看看。

就在此时，抢救室护士冲出来喊："不好了，患者呕血了！"

血流不止，患者急告病危

老马正跟家属谈病情，听护士这么喊，大家都吓了一跳。患者丈夫更是吓得脸色苍白。老马虽然也感到意外，但很快就缓过来了，迅速冲入抢救室，问护士开通静脉通道了没有。

一旁的护士说："已经有一个补液通道了。"

"再多打一针，开两个静脉通道，给她上一瓶500mL生理盐水。"老马快速跑到患者床旁，见床边、被子上和患者的衣服上都血迹斑斑，地上也有一摊血。

估计得有200mL了，老马嘀咕了一句，瞅了一眼心电监护。血压跌至90/50mmHg，心率120次/分。

钟女士自己也吓了一跳，见老马进来后，说："刚刚想呕吐，一个没忍住就吐了出来，没想到是吐血了。"她嘴唇都在颤抖，嘴角也有血迹。

"我是不是要死了？"钟女士差点哭了出来。

"别瞎说！"老马瞪了她一眼，"在我这里，想死也没那么容易！没什么大不了的，估计还是你的溃疡出血导致的。我看过你的病历，你在3个月前做了手术。"

老马一边让护士紧急补液扩容，一边联系输血科备血抢救，同时让规培医生打电话请消化内科医生、外科医生过来。假如真的是胃出血的话，看看能不能做胃镜下止血。

老马出了抢救室，刚想找家属，没想到家属就堵在门口。老马示意他走到角落，距离抢救室远一点，才跟他说："患者呕血了，估计是消化道溃疡出血，情况很危急。她还可能再有大出血，随时有生命危险。我们先请相关科室的医生过来看看，评估能不能做胃镜或手术。"

患者的确危急，老马这番话彻底吓坏了患者丈夫，他许久说不出话来。

"现在回过头来看，患者不一定是脑袋的问题导致晕厥摔倒，说不定是消化道出血导致了贫血，贫血让大脑一过性缺血晕厥而摔倒，这不少见。"老马跟家属解释，"可能在酒席时患者就有消化道出血了，但当时没有呕出来，而是直接流入肠道了，估计等下会以大便的形式排出来。刚刚应该是第二次大出血，所以患者才会呕血。"

患者丈夫开口了，说："我现在不是很理解这些，但你说要怎么治疗我都同意，手术也同意……能救命就好。"

老马强调："只能尽最大努力，不能保证一定能救得了命。边治疗边观察吧。"

这算是告病危了。

消化内科医生先到了，在评估了患者后，认为上消化道出血的可能性最大。结合患者既往有十二指肠溃疡穿孔的病史，认为这次可能

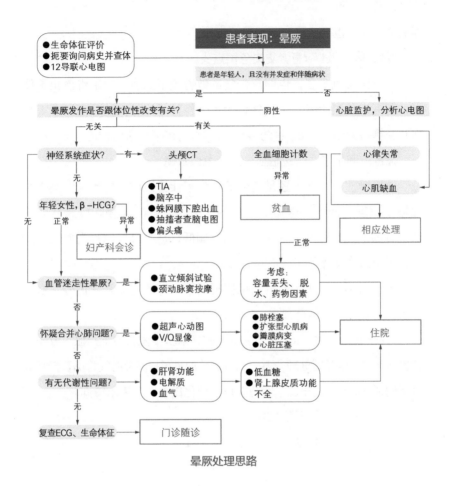

晕厥处理思路

还是溃疡出血，可以考虑做胃镜下止血。

所谓的胃镜下止血，就是说医生给患者做胃镜，由胃镜看清楚是哪里出血，再进行针对性处理，比如用钛夹夹住出血的血管，或者喷洒一些止血剂等，从而达到止血的目的。

"很多胃出血患者通过胃镜是可以明确诊断并且同时止血的，但这个治疗也不是100%安全的。你要同意我们就做。"医生再次跟家属沟通病情，同时也把风险、费用等都告知了。

"做，做，做！"患者丈夫急忙点头。

外科医生也来了，也同意先尝试做胃镜下止血，如果胃镜止不住血，再考虑外科手术。毕竟外科手术创伤都是比较大的，而胃镜下止血几乎算是无创的。如果有机会，当然是胃镜下止血更合适。

血也取回来了，一边输血一边紧急做胃镜。

做胃镜前，钟女士还是清醒的。为了让胃镜做得更顺利，医生给她输了镇静麻醉药。这是有风险的，因为所有的镇静麻醉药都会降低患者的血压。钟女士的血压本来就偏低，甚至可以说有失血性休克了，再用镇静麻醉药简直是雪上加霜。

但不用不行，医生们只能见招拆招了。继续输血补液扩容，血压如果低了就先用升压药顶上。

"安全起见，收入ICU吧，在ICU密切监护下做胃镜下止血。万一患者血压垮了，能及时处理。万一患者病情加重了，能及时气管插管接呼吸机辅助通气，保驾护航。"老马提议，消化内科医生表示赞同。

钟女士被快速推入了ICU。

胃镜也送入了ICU。

从ICU到手术台，各科医生齐上场

一切准备就绪。

多"兵种"协同作战。

胃镜进入钟女士体内，看到是胃溃疡出血，一根比较大的血管还在不断冒血，这根血管在大屏幕上暴露无遗。但这根血管周围的胃壁黏膜比较脆弱，稍微触摸两下也会渗血。

消化内科医生手脚麻利，很快就用钛夹锁住了那根出血的血管，但其他的渗血点比较麻烦，不好处理。大屏幕上的画面经常被血液喷模糊了。眼看着患者的血压需要用更大剂量的升压药维持，血液也是输了一袋又一袋，但患者的口腔还是时不时地有血液涌出。

"不行，让外科准备吧。"消化内科医生无奈放弃了，做出了决定。这句话是很无奈的，他做过的胃镜千千万，止血操作也不计其数，大多数情况下胃镜下止血都可以达到目的，但这次真的不行。如果不及时开刀，怕患者扛不住。

外科医生闻讯赶来，看了情况后马上跟家属沟通。

外科医生对患者丈夫说："胃镜已经明确是胃溃疡出血了，但止不住血。我们外科手术是直接把大部分胃切掉，连同溃疡灶一起切掉。"

患者丈夫惊讶得嘴巴合不拢，颤颤地问："那以后还能吃东西吗？"

"现在不是考虑这个的时候，"外科医生有点不耐烦，"现在是救命……当然，以后也还能吃饭。不是把所有的胃都切掉，是切除大部分，还会留一部分的。吃东西肯定会有影响，但一般影响不是太大。"

外科医生把手术方式、目的、风险、费用充分跟家属说明。

签字，同意手术。

患者被迅速推出ICU，转入手术室，架上手术台。

如果一开始直接进手术室做胃镜，就不用来回折腾了。但谁能预料到呢？

钟女士也是够惨的，现在真的没有多少人会因为胃溃疡而切掉大部分胃了。胃大部分切除术在以前是很常见的，但是现在有很多药物都可以直接治疗胃溃疡，甚至治愈胃溃疡，很少需要开刀手术。钟女士之前有过穿孔，这次还有大出血，只能做手术了。

而目前发现的原因，可能还是跟她之前吃过的布洛芬有关。由于她有长期头痛的毛病，一直口服布洛芬止痛。虽然布洛芬这个药总体是安全的，但也架不住长期使用啊。

手术很凶险，毕竟患者已经大出血，有失血性休克了，但这种时候不做手术是很难止得住血的。有些患者甚至连麻醉这关都过不了，全身麻醉一开始，可能心跳就停了。

幸亏，钟女士扛过了麻醉。

也扛过了手术。

这次手术，连同溃疡灶，切掉了钟女士大部分的胃。之所以要切掉这么多胃组织，是因为当前医学界普遍认为，胃溃疡多数是因为胃酸分泌过多导致的。钟女士已经在吃抑制胃酸分泌的药物，但还是发生了胃溃疡大出血，那没办法了，只能釜底抽薪，直接切掉大部分胃组织，胃酸分泌当然就少了。

术后钟女士入ICU监护治疗。

这次总算过关了。

钟女士的溃疡，或许还有别的很多因素参与，但长年吃布洛芬是逃脱不了干系的。通过钟女士的遭遇，提醒大家对药物要有一种敬畏心理。是药三分毒，不是想吃就能吃的，最好能在医生的指导下使用。剂量和疗程也要把握好，不能随心所欲。

　　当然了，正规使用的话，布洛芬是一个好药，我头痛也会吃它。

　　此外，如果你有长期慢性腹痛的情况，一定要做胃镜，看清楚到底有没有胃溃疡或十二指肠溃疡。如果有，那就积极进行药物治疗。大多数情况下，药物治疗可以治愈胃溃疡，而不需要手术治疗。但如果一直没有进行正规抗溃疡治疗，拖到严重溃疡甚至大出血、穿孔了，那就只能接受手术了。

[9]

警惕！三无药品用不得

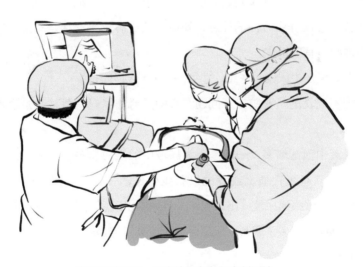

在B超引导下，医生给患者做肾穿刺活检

单身男青年突发腰酸乏力

29岁男青年，黄某。

本该是能搏龙击虎的年龄，但身体偏偏出了问题。这一个星期以来，黄某明显感到腰酸，伴有出虚汗、乏力。

同事半开玩笑地说，房事要节制，不能过度疲劳，悔之晚矣。

只有黄某自己心知肚明：女朋友都还没有，哪来的纵欲过度？有苦说不出啊。

本以为是运动时伤了腰肌，休息一段时间就会好，可没想到，紧接着他的小便也出现了问题。最开始他发现尿液中泡沫很多。黄某平时会关注健康养生方面的信息，知道尿液中有过多泡沫是不正常的，所以他心里有些担忧。

但直至发生尿频、尿急，才彻底让他感到害怕。

难不成真的是肾脏出了问题？真的是肾虚了吗？黄某开始紧张不安了。

尿液中泡沫增多，一般是因为尿液中的蛋白质多了，而正常的尿液中不应该有蛋白质，或者说只有极少量的蛋白质。蛋白质多重要啊，怎么能够跟随尿液排出来呢？一旦尿中出现蛋白质，那就是有病。

尤其现在还多了尿频、尿急症状，黄某肯定是有问题的。

有病，就得治。

这天，黄某请假去当地医院检查。医生听说情况后，让黄某留了尿做尿常规，还抽血化验了血肌酐水平，最后还做了泌尿系统B超，看

尿频、尿急常见病因

尿频		尿急	
1. 生理性尿频	饮水过多、精神紧张等引起	1. 炎症	急性膀胱炎、尿道炎、前列腺炎等
2. 病理性尿频	（1）多尿性尿频：糖尿病、尿崩症、精神性多饮、急性肾衰竭多尿期	2. 结石和异物	膀胱和尿道结石或异物
	（2）炎症性尿频：膀胱炎、尿道炎、前列腺炎等	3. 肿瘤	膀胱癌、前列腺癌
	（3）神经性尿频：癔症、神经源性膀胱	4. 神经源性	神经源性膀胱
	（4）膀胱容量减少性尿频：膀胱癌、妊娠子宫压迫膀胱、膀胱结核等	5. 环境	高温环境下尿液浓缩，酸性高的尿液容易刺激导致尿急
	（5）尿道口周围病变：尿道口息肉等		

看到底有没有问题。

B超结果先出来了，B超显示黄某的肾脏还是很漂亮的，双肾大小正常，实质回声均匀，没有结石，没有肿瘤，看起来好好的。嗯，是个棒小伙的肾脏。

血肌酐结果也很快出来了，是正常的。肌酐是人体肌肉代谢的一种产物，正常情况下会通过尿液排出去，很少堆积在血液中，并且正常值一般在120μmol/L以下（不同实验室的参考值有些许出入）。一旦肾脏功能明显减退，肌酐排不出去，就会堆积在血液里面，检测血肌酐值就会升高，有些人甚至高到1000μmol/L。

B超和血肌酐都是正常的，这让黄某稍感宽慰。

但尿常规却是异常的：尿蛋白有2个+号。黄某虽然不会分析报告，但是报告里有异常值他还是知道的。一拿到报告，这尿蛋白的2个+号赫然映入眼中，本来稍感轻松的他又紧张起来了。

尿蛋白2个+号，意味着尿里面真的有蛋白质。

这事可大可小，医生拿到报告后，缓缓地说："天啊……"医生这样慢悠悠的语气，真的急死人。

医生给下了诊断：腰痛病、肾虚证，由于黄某的泌尿系统B超和血肌酐是正常的，所以医生没有做进一步检查，而是开了些药，让黄某带回家吃。主要是一些护肾的中成药。

黄某拿到药之后，还是忧心忡忡的：这些药管用吗？但既然开了，那就吃吧。他一刻也没闲着，回去后查找了很多资料，了解肾病的各种类型，看到最后，他也只能说一句："这里的每一个字我都认识，但连在一起是什么意思就搞不清楚了。"

"很正常，如果你搞得清楚，人家医生还读十几年书干什么？"同事笑着说。

腰酸、出虚汗未愈，又出红疹

不出意外，一个星期的药吃完了，一点效果都没有。

腰酸、出虚汗的症状反而加重了，黄某白天手脚都是湿湿的，晚上也睡不着。到底是怎么回事？难不成是因为我没有女朋友导致的吗？黄某开始胡思乱想。网上有人说，大龄男青年如果不能及时释放体内积蓄多时的元精，轻则腰酸背痛，重则伤及肺腑。这话听起来很唬人。

有一天洗澡，脱掉衣服后，黄某惊讶地发现自己的前胸有大片红色皮疹，背部也有。这是哪里过敏了吗？什么时候的事情？红疹不痛不痒，自己竟然一点没察觉。但他想到自己从来不过敏，突然起了这么多皮疹，肯定有问题。

草草洗了个澡，黄某就去医院急诊科就诊。

刚好是老马值班。

老马也怕他是过敏。过敏的人通常会有皮疹，但过敏的人通常也会有皮肤瘙痒。黄某有皮疹而无瘙痒，而且他不是过敏体质，那红疹更可能是某种皮肤病。皮肤病自然不是急诊科医生的强项，但过敏还是要警惕的。万一患者突发过敏性休克，他老马就吃不了兜着走了。

过敏性休克是医生一辈子都忘不掉的梦魇。因为患者的病情进展可能快到让医生来不及反应，一旦过敏患者发生喉头水肿，声门会马上关闭，患者将迅速缺氧窒息而亡；或者患者全身血管迅速舒张，血压急速下降，会马上晕倒而心跳骤停。

所以，老马不敢大意。

黄某告诉老马，这段时间自己除了有皮疹，还有腰痛、尿频、尿急、泡沫尿等情况，吃了一些药，但没什么效果。

老马一听，想也没想就让黄某再去做B超，复查尿常规，抽血化验血肌酐、肝功能等常规指标。

一查不得了了。

吃完药，病情反而加重

黄某这回血肌酐升高了，160μmol/L；肝功能也是异常的，转氨酶接近200U/L（正常值为0～40 U/L）；更夸张的是尿常规，尿潜血阳性，而且尿蛋白有4个+号。之前才是2个+号，显然尿蛋白加重了。"难怪尿中泡泡也增多了。每次小便后，整个马桶都是泡沫，好像用了洗洁精一样。"黄某跟老马诉苦说。

黄某如果不是过敏，那么病情并不危急。单纯肝肾功能受损，也不必马上住院。但现在黄某的各项指标都比以前差了，加上还有躯干皮疹，老马不敢大意，让他考虑办理入院。

黄某犹豫了一下，同意住院。

住肾内科。

第二天肾内科主任查房，分析了黄某的病情：患者一开始有肾功能受损，后来肾功能受损加重，同时伴有肝功能受损。怎么解释这样的情况呢？有两种可能，一种是肝肾功能受损都源于一种特定的疾病，也就是说，黄某患了一种疾病，是它导致肝肾功能受损，甚至导致皮疹。第二种可能是，黄某一开始只是单纯的肾病，后来吃了中成药，导致药物性肝损伤和皮疹。

"药物种类很多，而且药物都可能有副作用，没有100%安全的药物。咱们老祖宗不是说了嘛，'是药三分毒啊'。"主任说。

先完善检查吧。

肾功能受损，最常见的原因是肾结石、高血压、糖尿病等疾病导致的，但黄某年轻，既往没有高血压、糖尿病病史，所以不支持；B超没看到结石，也不支持。大家担心是由免疫系统问题导致的肾损伤，毕竟风湿免疫系统疾病导致的肾损伤并不少见，比如系统性红斑狼疮会引起肾病，再加上黄某有皮疹，这种可能性更值得怀疑。

黄某做了一系列的风湿免疫方面检查，结果几乎都是正常的。

为了进一步排除肾脏的结构性问题，黄某还做了腹部CT，结果也几乎是正常的。

"你有明显的腰酸、乏力、出汗等表现，肯定是肾病。这个肾病是在吃中成药之前就有了，不是药物引起的。我们还是弄清楚是哪种肾病好一些，做个肾穿刺活检吧。肾病种类太多了，没有病理结果是没办法确诊的，不能确诊也就不能很好地用药治疗。"主任查房时对黄某说。

黄某没想到自己竟然落到做肾活检的地步，他痛苦、焦虑。一想到那么粗的针头要插入自己的腰，直刺入肾脏，他就全身打哆嗦。

"会给你麻醉的，而且我们是在B超引导下穿刺，一般比较安全。"医生为了打消黄某的顾虑，给他做了很多的解释工作。

最终，黄某同意做肾穿刺活检，签了知情同意书。

第二天黄某就做了肾穿刺。

人体有两个肾脏，一左一右，都在后腰部。当肾脏有问题时，单纯依靠各种抽血指标是很难判断具体是哪种肾病的，必须拿到肾脏的病理组织去化验，才能区分。每一个医学生都会有一段痛苦的经历，那就是想各种办法背诵、记忆、理解几十种不同的肾病类型。

当然，医学生的痛苦记忆跟黄某此时此刻的心情比起来，那是没办法相提并论的。黄某担心肾穿刺不安全，会捅破肾脏，也担心会从此"肾虚"，甚至担心会影响精子质量，影响自己后代的健康……

"你想多了，"医生笑着说，"精子是睾丸产生的，跟肾脏无关。"

幸亏，肾穿刺安全做完了，黄某没有明显不适。

结果也出来了，病理诊断是"肾小球轻微病变、膜性肾病"。医生诊断为"急性肾小球肾炎"。

这回总算搞清楚了。

原发性肾小球疾病的分类

（一）临床分型

原发性肾小球疾病的临床分型是根据临床表现分为相应的临床综合征，一种综合征常包括多种不同类型的疾病或病理改变。

1. 急性肾小球肾炎
2. 急进性肾小球肾炎
3. 慢性肾小球肾炎
4. 无症状性血尿和（或）蛋白尿
5. 肾病综合征

（二）病理分型

肾小球疾病病理分型的基本原则是依据病变的性质和病变累及的范围。根据病变累及的范围可分为局灶性（累及肾小球数<50%）和弥漫性病变（累及肾小球数≥50%），根据病变累及的面积分为节段性（累及血管袢面积<50%）和球性病变（累及血管袢的面积≥50%）。

1. 肾小球轻微病变 　包括微小病变型肾病
2. 局灶节段性肾小球病变 　包括局灶节段性肾小球硬化和局灶性肾小球肾炎
3. 弥漫性肾小球肾炎 　（1）膜性肾病 　（2）增生性肾炎 　　①系膜增生性肾小球肾炎；②毛细血管内增生性肾小球肾炎；③系膜毛细血管性肾小球肾炎，包括膜增生性肾小球肾炎Ⅰ型和Ⅲ型；④致密物沉积性肾小球肾炎，又称为膜增生性肾小球肾炎Ⅱ型；⑤新月体性肾小球肾炎 　（3）硬化性肾小球肾炎
4. 未分类的肾小球肾炎

肾小球疾病的临床和病理类型之间存在一定联系，但两者之间没有必然的对应关系，即相同的临床表现可来源于不同的病理类型，而同一病理类型又可呈现不同的临床表现。因此，肾活检是确定肾小球疾病病理类型和病变程度的必需手段，而正确的病理诊断又必须与临床密切结合。

急性肾小球肾炎简称急性肾炎，是肾脏里的肾小球病变。肾小球是肾脏的基本单元结构，如果把肾脏比喻成一栋摩天高楼，那么肾小球就是一个小房间。无数个小房间组成了高楼，无数个肾小球组成了肾脏。

本病特点是发病很急，肾小球被破坏了，那么流到这里来的血液就会漏出去，随着尿液排走，所以患者会出现血尿、蛋白尿等，部分人会有一过性肾功能不全。黄某最突出的临床表现是蛋白尿，血尿没那么突出。有些患者（30%）会有肉眼血尿，看到自己的尿是红色的，估计能吓得腿软。

水肿也是很常见的，大概80%的急性肾小球肾炎患者会有水肿，主要是眼睑和下肢水肿，而黄某的水肿并不突出，医生查房时发现他的双下肢只有很轻微的水肿，不仔细看还看不出来。

"为什么我会得急性肾小球肾炎呢？"黄某纳闷了。

医生告诉他："这个病因很难讲，可能是感染了某些细菌（比如溶血性链球菌），由细菌诱发免疫反应而引起的肾损伤。"

"我这个……能治好吗？"黄某小心翼翼地问。他自己也查阅了很多资料，被吓得半死。有人说要长期血液透析，有人说可能要换肾。

天啊！

医生笑了笑，说："急性肾小球肾炎听起来很恐怖，实际上它是一种自限性疾病，意思是它自己会恢复的。我们要做的就是等待、休息，给予对症支持治疗就行了，等炎症消退后一切都会恢复如常。你说的那些需要透析、需要换肾，或者需要用到激素的治疗，都是针对其他类型的肾病的，不是这个。这就是为什么我们要给你做肾穿刺活检，搞清楚病因，才能进行针对性治疗。"

经过医生的解释，黄某如释重负。

"那么我的肝脏呢？肝功能损伤不用管吗？"黄某问。

"我们认为肝脏受损是药物引起的可能性大。你吃的那几种中成药我们分析过，都有肝损伤可能，而且几种药加起来，造成肝损伤的可能性更大。"医生说，"只要停药了，给予护肝治疗，一般也没问题的。过几天我们复查肝脏指标看看。"

医生的话让黄某大为放心。

但是，情况似乎没那么乐观。

降不下去的指标：问题出在哪里？

黄某还是觉得腰酸难受，住院都快10天了，除了皮疹消退，他的其他症状没有明显好转。这让黄某很苦恼。

复查了一些指标，血肌酐还是偏高，肝功能也没有完全恢复正常。

这天主任查房，听了黄某的诉苦，他也皱起了眉头。

难道患者还有别的问题？一般急性肾小球肾炎患者经过对症支持治疗后，多数都可以很快好转，但黄某的情况显然比较顽固。而且，医生反复询问黄某发病前有没有上呼吸道感染，黄某都说没有——之前没有发热，没有流鼻涕，没有咽喉痛，等等。

如果真的没有这些上呼吸道感染症状，那么患者感染细菌引起免疫反应，最终诱发肾病的可能性就不大。但话也说回来，很多人的上呼吸道感染症状都是不明显的，而且很多肾小球肾炎不一定病因明确。

情况比较复杂。

"会不会患者的肝功能不是药物损伤导致的？"年轻的管床医生跟主任讨论，"会不会还是用一元论解释比较好呢？首先患者有一个原发病，这个原发病导致了肾损伤，还导致了肝损伤，甚至引起了皮疹。有没有可能呢？"

主任"嗯"了一声，没有正面回答。

如果真的是肝肾功能同时受损，一般要考虑严重的感染，或者传染病，或者中毒，或者某些全身性疾病，这个道理主任当然懂。

但患者感染指标不高，没有发热，真的不像普通的感染啊！

传染病呢？传染病一般会发热，光有皮疹是不够的。

"请感染科医生过来看看吧，听听他们的意见。"主任发话了。

感染科医生当天下午就过来了，看了患者的情况后，给出了综合意见。他说很多传染病都可能导致肝肾功能损伤，包括肾综合征出血热等，但患者的整体病程不像，为保险起见，建议完善一些检查。

意思是，他认为不像传染病。

倒是皮疹这块，引起了感染科医生极大的兴趣。

黄某说："以前也起过类似的皮疹，但是没这次这么厉害。"

"什么时候的事情？"感染科医生继续追问。

"去年。"黄某想了一下，说："去年我涂了一些治疗痤疮的药物，就开始起皮疹。但他们给我换了药膏，就好一些了。"

外涂药物起皮疹，这个也比较常见，没什么特殊的。这就是刺激性皮炎，或者是过敏导致的。

"你现在还在涂这些药膏吗？"感染科医生问。仔细看，患者脸部还真的有挺多痤疮。

"这两个星期没涂，没药了，我也还没去拿。"

"涂了多久了？"医生继续问。

"今年前后差不多有3个月了吧，每天都有涂。"黄某有些尴尬地说，"效果好像越来越不好了，我也不准备去拿药了。"

这时候管床医生忍不住插话了，说："你之前不是说没有长期用药吗？除了那些中成药。"

"涂抹的也算是药物吗？"黄某更加尴尬了，说："我以为口服药物才算。"

"你从哪里拿的药？"感染科医生问。

小小药膏中，这种元素竟然超标

"一家美容机构。"黄某说。

"药物叫什么名字，知道吗？"

"不知道，只知道他们叫A号膏、B号膏之类的。"黄某挠挠头说。

管床医生无语了，说："我的天啊，你涂抹了一个药膏几个月，也不跟我们说。"

"我以为那是化妆品，没想着是药物。"黄某笑了笑。管床医生想骂他几句，但看他深陷的眼窝，知道他这段时间受罪了，又没休息好，到嘴边的狠话又咽了回去。

感染科医生舒了一口气，说："这些成分不明的药膏说不定含有重金属，或者别的有毒成分，确实可以治疗痤疮，让皮肤变得更白。但如果长期过量使用，肯定会对肝肾功能有损伤，这点我们不得不警惕。"

管床医生点头，表示认同。的确，患者同时存在肝肾功能损伤，原因不明，现阶段所有诊断都不能满意解释病情。倒是感染科医生提供的这个方向，似乎很有价值。

"不管是不是，都查查吧。"感染科医生说。

管床医生向主任汇报，主任同意做这方面的检查，于是留了患者尿液送检，查尿液中的各种重金属浓度，还做了其他几种有毒物质检测。

结果出来了。

患者尿中的汞浓度达到了68μg/g肌酐（正常人尿汞＜4μg/g肌酐）。

这是个重磅发现！

患者体内的汞严重超标了，所以尿里面的汞才会超标。这样看来，真如感染科医生会诊时所说，黄某是重金属中毒，而且是汞中毒。

汞是剧毒物质，相信大家都熟知了。

"你体内积蓄了过多的汞，自然会汞中毒，肝肾功能受损也就不难理解了，也就能解释腰酸、乏力等症状，甚至能解释皮疹现象。问题是，这么多汞从何而来？是不是美容院的药膏所致？或者是另有他因，这个就不好说了。如果非要搞清楚，只能用他们的药膏来化验汞浓度……"管床医生告诉黄某："但当务之急不是这个，当务之急是把你体内的汞清理干净，以免造成更大的伤害。"

医生给的方案是二巯基丙磺酸钠肌内注射，这个药物能驱汞，能驱砒霜（砷的化合物），是常用的金属中毒解毒剂；同时辅以激素、护肾、护肝等治疗。

经过一个疗程，黄某复查相关指标，悉数好转。

黄某的腰酸、乏力、虚汗症状也得到显著减轻。

一个月后复查尿汞，几乎降至正常。

黄某终于喜笑颜开，脸上的痤疮似乎都少了。

接下来，是该找美容院讨说法的时候了。

外面很多机构的药物成分不明，使用时一定要谨慎，尤其是没有说明书的药物。没有确切成分的药物会有隐患。即便是涂抹皮肤的，就医时也要跟医生说清楚。

[10]

定期体检是对身体的最好照顾

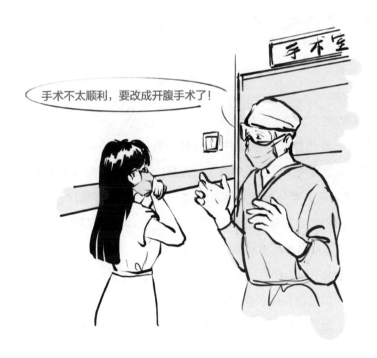

一次醉酒后的呕吐、腹痛

49岁男性患者，姓黄。

注定是个难日子。

黄某跟朋友在大排档大吃了一顿，喝了几瓶啤酒，还有半斤白酒，晕乎乎地回家了。当晚开始呕吐，胆汁都呕出来了，但黄某以为是醉酒，没在意。谁喝酒不吐啊？

后来情况开始不妙，黄某感觉肚子不舒服。

痛，一开始是中上腹痛，后来是左侧腰背痛，像肠子在抽筋一样，有时候又像刀子割一样，难以述说。

黄某老婆赶紧打车把他送到医院。

急诊科。

咱们的熟人，老马医生值班。

老马一看是位喝了酒的中年男性，有腹痛、呕吐，想也不想就说，要么是胆囊炎，要么是胰腺炎，直接拉过去做腹部CT看看吧。

做CT之前，老马给黄某简单地做了体格检查，胆囊区没有明显压痛，墨菲征阴性，这说明不一定是胆囊炎。如果真的是胆囊炎，那么按压胆囊区域会引发严重腹痛，但黄某没有。

看起来也不像肠梗阻、肠穿孔那样的急性腹膜炎。

还是考虑急性胰腺炎的可能性大。毕竟患者有暴饮暴食，又有腹痛、呕吐，而且腹痛主要以左侧腰腹部为主。胰腺就在人体腹腔的左侧，位置比较深，靠近背部，疼痛时表现为腰背痛。

做CT之前，老马还让黄某抽血查胰腺炎两项，当然也免不了血常规、肝肾功能、电解质、心肌酶等。这些都是常规项目。

在去做CT之前，老马想了想，硬是要黄某先做了心电图。黄某醉醺醺的，说："我压根就没有心脏病，没有冠心病，做什么鬼心电图！"

老马态度很强硬，说："必须先做心电图，再做CT。否则出了事我担待不起！"

黄某老婆也劝说他，说："就听医生的，先做心电图吧。又不贵，也不少一块肉。"

"但是痛啊，心电图那个吸盘啊，就好像铁钳一样钳住我的胸口肉，上次就痛得我飞起……"黄某借着酒劲，说话声音都比平时大了一倍，但黄某也不是故意的。在老马的要求下，他还是同意做了心电图。

老马的担心是正常的，无数次血的教训告诉老马：中年男子，但凡是生殖器以上/牙齿以下的疼痛，都要考虑心肌梗死可能，心电图必须要做，没得商量。

还好，心电图结果出来了，没啥事，就是心率快一点，110次/分。像黄某这样气呼呼的，心率不快是不可能的。

好了，安心去做CT了。

CT结果也很快出来了，就是急性胰腺炎。

急性胰腺炎有两种，一种是轻微的，叫水肿型胰腺炎，发病率高，预后好。还有一种是危重型的，胰腺会有出血坏死，叫作坏死型胰腺炎，死亡率甚至达到50%。还好，黄某的CT看起来像是轻微的胰腺炎，不太严重。

"但是今晚必须住院了，不能回家。"老马告诉黄某及家属。

急性水肿型胰腺炎虽然相对轻微，但也是有风险的，需要卧床休息，对症支持治疗，多数无须手术。

黄某是幸运的。

但他又是不幸的。

因为CT除了看到有胰腺炎，还看到另外一个问题。

肝脏有占位。

一次CT发现两个问题

老马告诉黄某和他老婆："肝脏有占位，目前性质不明，根据报告所说，不排除有肝脏恶性肿瘤可能，当然也可能是其他问题。"

一听到肝脏恶性肿瘤几个字，黄某顿时呆住了，酒也醒了七分，久久没说出话。他眉头紧紧皱着，不知道是腹痛导致的，还是内心惶恐不安所致，或者都有吧。

家属小心翼翼地问："占位就是肿瘤的意思吗？是肝癌吗？"

老马不敢把话说满，说："目前还不知道是不是肝癌，只知道肝脏里面有个占位，可能是恶性肿瘤，也可能是良性肿瘤，甚至可能是肝脓肿，需要进一步做肝脏增强CT或其他检查。今晚是没办法明确了，住院吧，先把胰腺炎治疗了再说。"

老马找到了主要矛盾，现在对黄某影响最大的是胰腺炎问题，而非肝脏占位。即便是肝癌，也不差这几天时间。但这对于黄某来说，简直是晴天霹雳。

黄某这时候酒劲彻底过了。

当晚就安排他住进了消化内科。

急性胰腺炎，像黄某这样的轻症，治疗起来还是相对容易的。因为它是酒精引起的，只要不喝酒，给予一些抑制胰腺液体分泌的药物

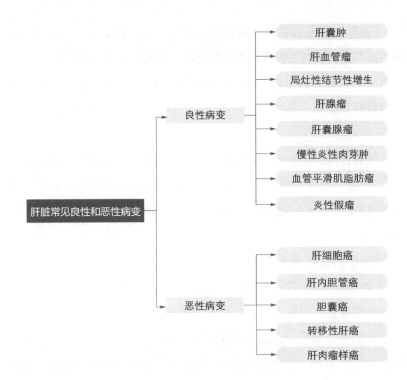

就可以逐步好转。

治疗了几天，黄某的病情大为缓解，腹痛、呕吐也都没有了。

但黄某一点都开心不起来。

原因大家都知道。虽然查房的时候几个医生丝毫不提肝脏占位的事情，但暗地里还是偷偷地跟家属说："这个肝脏占位必须要做进一步检查，看看到底是什么。那天在急诊科做的CT是平扫，没办法鉴别是不是肝癌。只有做增强，打造影剂到静脉才能看清楚。因为肝癌里面的血管非常丰富，当然也会积聚更多的造影剂，造影剂的变化有一定规律，CT就能判断了。"

黄某老婆理解，同意做增强CT扫描。

"另外，我们也借机看清楚黄某会不会有胆囊、胆总管结石等可能。很多患者的急性胰腺炎都是胆道结石引起的，上次CT不太清楚，复查一下更好。如果真有结石，那也是需要处理的。因为结石可能卡在胰腺导管出口，把胰腺导管堵住了，以后经常会诱发胰腺炎，所以必须干掉它。"

黄某老婆的心思早已经不在结石上了，她只关心肝脏占位的问题。

"肝癌的概率大吗？"她反复问医生。医生只能告诉她："只有复查增强CT扫描才能说清楚，现在给不了答复。但是肝癌的可能性比较大。"

"为什么呢？"她嘴唇轻微颤抖。

"黄某其实是有慢性乙型肝炎的，但一直没有治疗，CT也提示他有轻微肝硬化，再加上他经常喝酒，这些都是肝癌发生的高危因素。而且我们这次抽血化验肿瘤指标，有好几个肿瘤指标也是偏高的，那个比较特异的甲胎蛋白也是偏高的，所以我们认为肝癌的可能性大……"医生解释说。他或许也意识到家属的脸色变得苍白了，于是放缓语气，把话说松一点："甲胎蛋白高也可能是慢性乙型肝炎引起的，不一定就是肝癌，得复查才知道。现在说这些还为时过早。"

黄某心知肚明，虽然医生没有跟他提及肝癌的事情，自己的老婆也丝毫不提，每次都是急匆匆地带过话题，但他又不傻。那天晚上急诊科医生已经明确说了肝脏有占位，可能是肿瘤，医生怎么可能不管？肯定得管，而且应该是瞒着自己的。既然他们觉得瞒着自己好，那就瞒着吧，索性自己也不去主动了解了。

一切都等待命运的安排吧。

还好，胰腺炎情况一天比一天好转。

医生终于决定，复查CT，这次做增强扫描。

黄某签了字，同意检查。

黄某被推入CT室，本应非常紧张的，这次却出乎意料地冷静，倒是他老婆手心一直冒汗。

早上做了检查，下午结果就出来了。

"肝癌可能性大！"报告这么写。

完了，一切都完了。

收到绝症诊断，患者和家属慌了……

当医生把结果告诉黄某老婆时，她一下子蔫了，眼神变得漂浮不定，不知道该说什么好。等了许久，才颤颤开声："医生，还能治吗？"

"按照CT来看，应该属于相对早期的，没有远处转移，这是不幸中的万幸。如果能完整切掉肿瘤，估计5年生存率还是很高的。"外科医生说。结果一出来，消化内科医生就把外科医生找来会诊了。

"肝癌就这样，如果有机会切，那就切了它。"外科医生斩钉截铁地说。

黄某老婆紧紧抿着嘴唇，说："那还是要告诉他吧？"

"那当然，要告诉患者，并且让他签字才行。他那么清醒，瞒不了的，干脆让他知道，安慰他现在是相对早期，不一定有想象的那么糟糕。不要怕，癌症这东西，你一怕，人就垮了。"外科医生说话简明扼要、干净利落。

最终还是告诉了黄某。

黄某似乎早就知道了，没有表现出太害怕。外科医生跟他说："先做了手术再说，如果能完整切掉肿瘤，预后还是不错的，就是以后不能喝酒了，绝对要戒掉。"

"切！我签字。"

黄某没有丝毫犹豫，马上同意了外科医生的建议。

夫妻俩在紧要关头，手紧紧地握在了一起。这不是战争，但他们知道，这也是随时会死人的。说不紧张，那是骗人的。

"手术一般不会有问题，但没有人会保证绝对不出问题。出血、感染，甚至死在手术台上都是有可能的。"外科医生术前谈话如是说，"但一旦发生问题，我们会尽全力抢救的。"

第二天就转去肝胆外科。

术前其实已经明确是肝癌了。很多癌症都要拿到病理组织才能下诊断，但是肝癌比较特殊。肝癌几乎是唯一一个不需要病理、单纯依靠CT或MRI就可以诊断的癌症；因为肝癌在增强CT扫描上的表现很典型，一般不需要做肝穿刺拿病理。肝穿刺是有风险的，甚至可能在穿刺途中导致肿瘤播散，那就弄巧成拙了。

所以术前诊断就是肝癌。

黄某的胰腺炎已经完全恢复了，就等着手术了。

黄某怎么也没想到，自己会因为一次腹痛牵扯出肝癌。当初还以为仅仅是个简单的胰腺炎。医生后来也告诉他了，肝癌可能跟长期没治疗乙肝有关，也跟长期喝酒有关。除了肝癌，他还有轻度肝硬化。这几乎就是自作孽不可活的表现了。医生虽然没这么说，但大致是这个意思，黄某也听出来了。

还好黄某的其他脏器功能挺好，肝功能也还代偿，手术还可以做。

"我会一直在门外守着，你一出来就可以看到我了"

那天早上，黄某被几个护士推入了手术室。

"别怕，老黄，我会一直在门外守着，你一出来就可以看到我了。"黄某老婆在他被推入手术室前对他说，眼神里充满了怜爱和不舍。这对中年夫妻，平日里虽然也会有争吵，但真到了今天这样的紧要关头，言语让人感动。

"回去吧，没事的。"黄某大手一挥，给了一个笑脸。这时候的笑脸怎么看都有些勉强。

医生早就候着了。

这是不太正常的。一般来说，都是患者先下来麻醉，外科医生才匆匆赶来。但今天有些例外，管床医生（助手）早就下来了，做了所有准备，就连主刀医生也比平时早到了半个小时。

顺利麻醉，镇静药、肌肉松弛药推入黄某体内，从这一刻开始，手术台上发生的所有事情，他都不知道了。

无影灯亮起。

外科医生选择的是腹腔镜下切掉肝脏占位。这是术前已经谈好并签字了的。腹腔镜手术的优点是创口小，只在肚皮上开几个小洞而已，镜子和钳子从洞里面伸进去，镜子连接摄像头，肚子里面的所有情况都会被投射到手术台旁的大显示屏上。

一览无余。

"你看，这是患者的肝脏，的确有轻微肝硬化。"主刀医生盯着手术屏幕说。

"患者凝血情况还不错吧？"主刀医生问助手。其实他自己也反复看过结果了，就是习惯性地问了一句。

"凝血指标都正常，肝功能也还是正常的。"助手说。

手术做了一半，医生以为会比较顺利地分离肿瘤，然后一切了之。没想到进去之后发现，解剖结构异常复杂。

肿瘤不大，但是恰好长在几根血管中间，虽然术前看片子就有所了解了，但当打开患者肚子亲眼看到这个情况的时候，主刀医生仍难免倒吸了一口凉气。

"这不大好搞啊！"主刀医生突然说了一句。

肿瘤的位置异常崎岖，稍有不慎就可能伤到周围的血管。而且患者的肝脏比想象中脆弱得多，稍微碰几下就出血、渗血。这不大正常！外科医生最怕什么，最怕的就是手术止不住血。

当然，我们可以说这跟主刀医生的个人技术有关。如果真的是艺高人胆大，即便道路再窄，你都能挤得过去，不是吗？但话也说回来了，一个一线城市三甲医院的外科主任，即便不敢说是行业里面的佼佼者，但也绝对不是泛泛之辈。如果这时候他觉得有难度，那可想而知是真有难度。

糟糕，血管破了！

一道血柱喷了出来！镜头迅速被染红了。

腹腔镜改开腹！难以预料的大出血

赶紧冲洗，吸引，止血。几个外科医生忙而不乱，镇定自若。但情势似乎越来越不受控制，血止住了又出，止住了又出。

主刀医生语气低沉地说："不行了，改开腹吧。"

手术本来是在腹腔镜下做的，但是患者的肝脏出血难以止住，腹腔镜操作难免碍手碍脚，而且视野也没有开腹做看得清楚，所以紧要关头改为开腹手术也是偶尔会遇到的。

一个医生出去跟患者老婆说："手术不太顺利，要改开腹手术了，风险术前都交代过了。"

患者老婆没有别的选择，只能同意。

除了同意，剩下的就是在手术室门口祈祷了。

主刀医生也有些急了，三两下剖开了患者肚子，瞄准肝脏直挺进去。迅速找到了出血的血管，夹住。

这个过程很短，足以体现主刀医生的功力。

血止住了，大家终于松了一口气。

"老林，总共出了多少血？"主刀医生问麻醉医生。

"前后出了将近2000mL，我们已经输了一些红细胞和血浆，目前血压还是可以维持的。"麻醉医生老林的回答让主刀医生吃了一剂定心丸。血出了很多，但只要不再继续出，同时输血回去，稳定生命体征，患者就可无恙。

但刚刚实在太惊险了。直到现在，助手的脸上都还在冒汗，一抬头，他才发现原来主刀医生也是一头大汗，衣服的后背都湿透了。巡回护士赶紧过来帮忙擦汗。

终于分离出了肿瘤，切掉。

确保没有再出血了，才关腹。

留置了两条引流管，万一再有出血，血会顺着引流管出来，也就能及时发现并处理。这是引流管的意义。

手术总算做完了。

看着患者稳定的生命体征，主刀医生长长舒了一口气，打趣道："今天把这个月的汗都出了，一半是被吓的，一半是体力消耗导致的。"主刀医生丝毫不隐藏自己的害怕与担心，还开起自己的玩笑。

但笑容能从他脸上绽放，也说明患者转危为安了。一切都值得。

患者被推入重症监护室。

手术比较大，出血比较多，去ICU观察一个晚上更稳妥。主刀医生出来跟家属沟通："手术总体还好，边观察边等待吧。"

患者妻子悬在空中的心终于放下了一半。

"在ICU住一个晚上，只要患者没有再出血，明天就可以回到病房了。"医生告诉她。

如果一切就这么顺利地进行下去，那该多好。

但事情并没那么顺利。

外科医生的噩梦

凌晨2点，ICU医生华哥发现患者引流管引出的血液越来越多，而且颜色是暗红色的，一下子警惕起来。

赶紧查看患者的腹部情况，肉眼看不出太特殊的情况。但患者引流管的确引出不少血性液体，到现在都有600mL了，这个量太多了。

赶紧让护士抽血复查血常规、凝血功能。

血常规还没出来，患者的心率就上去了，升高到130次/分，而且血压也偏低，这都提示可能有急性大出血。

糟糕，可能真的有腹腔出血了！华哥立即叫来了外科医生商讨对策，同时给患者大量输血、用升压药。

血常规结果回来了，血红蛋白降至了69g/L，这个数值已经相当低了。患者刚来ICU时测量的血红蛋白是90g/L，现在低了这么多，只能用腹腔出血来解释了。

外科医生也没睡着，急匆匆地赶了过来。

不仅仅是急匆匆，应该是火急火燎了。外科医生最怕什么？之前我们说过了，最怕术后伤口出血。这是最让人头疼的，如果是轻微的渗血，保守治疗或许能止血；但如果是大量出血，那就必须得第二次开刀止血了。

那是外科医生的噩梦。

腹腔大量出血，患者短时间内就会有失血性休克。人体一旦失血，器官和组织会缺血、缺氧，发生功能障碍，细胞出现坏死，脏器也会坏掉，那么人还能支撑多久呢？

不知道。

华哥和外科医生只能以最快的速度输血补液，然后联系上级医生，决定要不要马上送入手术室，再次开腹止血。

华哥也通知了患者家属，说目前考虑有腹腔出血，可能需要第二次手术，让她赶过来签字。

电话那头的家属声音嘶哑，"哇"的一声哭了出来。

她显然已经顶不住了。

挂了电话后，华哥又投身到紧张的抢救当中。

此时此刻，唯一能逆转乾坤的办法就是将患者迅速推入手术室，赶紧剖开肚子找到出血的血管，然后缝扎止血。

家属还没到，患者的病情急转直下。

心脏突然停了！

华哥大声骂了一句粗口。虽然这是意料之内的，但他没想到会这么快。外科医生也在现场，立即上去做心脏按压。

几个护士都围了过来。

推药，按压，输血，推药，按压……几轮下来，几个医生、护士满头大汗。但患者一点反应都没有，心电监护仍是一条直线。

华哥翻开了患者瞳孔，低声说："瞳孔散大了，对光反射消失。"

大家心凉了半截。

患者肯定是腹腔出血严重导致休克，血压迅速垮下来后对心脏形成了巨大的冲击，心脏缺血、缺氧，一下子就停掉了。心脏是人体的中枢，是泵，泵停掉了，那么其他的所有脏器都会相继"倒下"。

患者突然心跳骤停，让开刀手术这个方案没办法进行了。心跳都没了，如何手术呢？那是不可能的。

恐怕是无力回天了。华哥不情愿宣告患者死亡，一直在抢救。

家属来了，听到仍在抢救的消息后，顿时瘫软在地。

抢救持续了1个小时，外科主任穿着拖鞋来了，头发还湿嗒嗒的，估计刚下手术。

这样的情况，根本没有机会上手术台。

是个死局。

"宣布死亡吧。"外科主任叹了一口气，铁青着脸，转过身跟华哥说："死亡原因是腹腔出血，失血性休克。"

家属没办法接受这样的噩耗，哭天抢地。

医务科也来了。

外科医生情绪低落到了极点，不愿意说话，他坐在办公室沙发上，眼神放空。

家属指着外科主任的鼻子骂："是你们害死他的！"

患者死了，所有人的情绪都会失控。

"我丈夫死不瞑目，我要申请尸体解剖，讨个说法！"患者老婆直接提出了要求。

最终患者做了尸体解剖。

结果不出所料，的确是肝脏的某一根血管破裂出血了，报告认为是术中没处理好，误伤了血管，外科医生负主要责任。

最终医院赔了一笔钱。

但人死了，钱有用吗？

没有人会故意让患者死掉，所有医生，虽然不敢说大家都有慈悲为怀的境界，但他们都是希望能力挽狂澜的。但生活就是这样，过程怎么样不重要，重要的是结局。

为什么患者会死掉？这是医生和家属都在反复思考的问题，尤其是参与了诊疗的医生，一直在进行死亡病例讨论，结论是虽然治疗程序没有问题，但患者的死亡是难以百分百避免的。人体是复杂的，个体又有差异，现代医学虽然进步飞快，但也不能完美应对所有疾病。只能说，在遇到下一个类似的患者时，医生的经验又多了一些，或许能做出更稳妥的决策。

原发性肝癌，简称肝癌，患者的年龄大多数是40～50岁，男性比女性多，发病与病毒性肝炎、肝硬化、酗酒、黄曲霉素及某些化学致癌物和水土等因素有关，尤其是病毒性肝炎。目前我国乙肝、丙肝人群庞大，这类患者一定要积极进行抗病毒治疗，争取控制肝炎，才能最大限度地避免肝硬化、肝癌的发生。

我们强调对病毒性肝炎患者群体定期复查，比如半年或一年就做一次腹部B超等检查。如果发现肝癌，首选手术切除。普通人超过40岁，也应该每年有一个体检计划。早期肝癌做手术是可能治愈的，中晚期就很难了。总体来说，肝癌切除术后5年的生存率有30%～50%。

[11]

与细菌和平共处

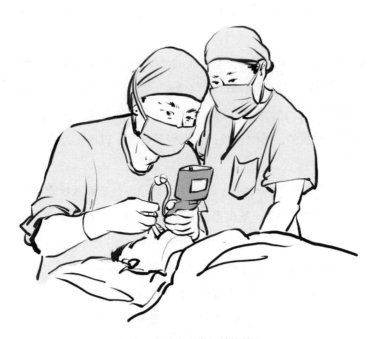

医生正在给患者做气管插管

无缘无故变瘦？这可不是好事

患者42岁，女，姓梁。

梁女士在广州经营一家小商铺，日子过得忙碌而充实，有属于自己的一片小天地。

但几个月前，一切都乱套了。

4个月前，梁女士发现自己很容易口渴，身上带的水没一会儿就喝完了，而且怎么喝都不能止渴，一天的饮水量超过4升。水喝得多，小便也多，她自己一个人看商铺，一个小时就要上一次厕所，她感到非常困扰。

她的胃口还不错，但感觉吃进去的都没吸收。一称体重，又瘦了。

以前有65kg，这段时间却不到60kg。

本来瘦了是很值得欢喜的，但梁女士隐隐觉得不妥，因为她口干、口渴，喝水多，排便频繁，人也容易疲乏。以前走路带风，现在两腿发软。

后来一个来买菜的大妈说了一句："你是不是有糖尿病啊？我家老头子也是口干得不得了，吃得多、喝得多、小便多，还不长肉，几个月下来瘦了十几斤，整个人都蔫了。后来上医院一查，血糖高得吓人。医生诊断是糖尿病，给用了些降糖药，最近才恢复了正常的生活。"

经过大妈的提醒，梁女士恍然大悟，去医院检查。

"不能光顾着赚钱了，否则人没了，赚的钱难道要埋入地下吗？"这是梁女士来就诊时的原话。

入院一查血糖，18mmol/L（随机血糖），再经过相关检测，毫无疑问，梁女士被确诊为2型糖尿病。

糖尿病诊断标准

（WHO糖尿病专家委员会报告，1999年）

诊断标准	静脉血浆葡萄糖水平（mmol/L）
1. 糖尿病症状加随机血糖	≥11.1
或	
2. 空腹血糖（FPG）	≥7.0
或	
3. OGTT 2小时血糖（2hPG）	≥11.1

注：若无典型"三多一少"的症状，需再测一次予证实，诊断才能成立。随机血糖不能用来诊断IFC或IGT。

对于一个普通人来说，诊断糖尿病是天大的事情，因为那意味着他以后再也不能肆无忌惮地吃吃喝喝了，而且还要长期甚至终身服药，甚至有些人需要注射胰岛素才能很好地控制血糖。

梁女士自然也是苦闷的。

但噩梦仅仅刚开始。

突发高热

梁女士拿了降糖药回家吃，刚开始还好，口渴、多饮、多尿的症状缓解了很多。后来某一天，梁女士突发高热，最高体温39℃。她以为是普通感冒，自己买了退热药吃，但效果不好，直至出现畏寒、全身乏力，她才警惕起来。

梁女士赶紧关了商铺门，在丈夫的陪同下，来到医院急诊科。

急诊科医生老马接诊了梁女士。

一进急诊室，老马就问清楚了，知道患者几个月前新诊断为糖尿病。但梁女士坦言，拿了降糖药这几个月，也不总是按时吃药，有时候不吃，有时候吃，有时候测的血糖高些，有时候没那么高。"工作太忙了，顾不过来。"梁女士皱着眉头说。

"除了发热、畏寒，还有没有别的不舒服？"老马问。

"基本上就这些，没别的了，偶尔有点咳嗽，不严重。"梁女士回答。

一个中年妇女，突发高热、畏寒，而且既往有糖尿病病史，那情况可能是简单的感冒，也可能是非常复杂的。老马自然不敢大意。先扎了手指测血糖，血糖11.2mmol/L，高一些，但不离谱。

护士也过来帮忙量了血压，110/56mmHg，心率102次/分，体温38.8℃。

老马让护士抽了血，化验血常规、肝肾功能、电解质，等等；还做了心电图，心电图结果是正常的。

抽血结果很快出来了，血常规看到白细胞计数偏高——13×10^9/L，正常参考值为（ 3 ～ 10 ）$\times 10^9$/L。其余的指标正常。

"你是怎么考虑的？"老马问一旁的规培医生。

规培医生望了一眼患者，稍微犹豫了一下，说应该是感染性疾病，比如细菌或病毒感染。

"为什么？"老马进一步问。

"患者有发热、畏寒，白细胞计数也高，其中以中性粒细胞升高为主。白细胞是人体的卫士，它升高了，往往提示有细菌感染（尤其是中性粒细胞升高）。"规培医生不假思索地回答。

"那会是哪里的感染呢？考虑感染，总得有感染灶吧？"老马眯着眼睛笑着问。

规培医生挠了挠头，说："这个还真不知道。"他尴尬地笑了笑，接着说："患者现在的症状不突出，没有明显咳嗽、咳痰，我刚刚听双肺没有明显的湿啰音，患者呼吸也是平顺的，监测血氧饱和度良好，估计不是肺部的感染。"

老马点头，"继续说。"

"泌尿道系统感染的话，证据也不支持，患者自己说没有尿痛、尿急等症状，我刚刚叩击了患者的双侧肾脏、输尿管区域都没有明显疼痛，所以似乎不支持肾结石、输尿管结石或其他原因导致的泌尿道感染可能。虽然女性患者泌尿道感染常见，但是证据不足，我觉得咱们可以给她做个腹部泌尿系统B超，看清楚一点。"

"嗯，说得不错。还有别的可能性吗？"老马面露喜悦。

"腹部脏器感染？证据也不足，患者没有明显腹痛、腹胀……"规培医生说到这里，患者梁女士打断了他，说："医生，我其实肚子有点不舒服。刚刚忘了讲了，就是这里有些胀，不痛。"说完手捂住自己的右上腹。

听患者这么说，老马示意规培医生帮梁女士再次检查了腹部，确认没有明显的腹部压痛、肌紧张情况。但患者的确说右上腹有些不舒服。

老马亲自下手，轻轻地叩击了患者的右上腹，这时候梁女士大喊了出来："痛，有点痛。"她紧皱着眉头，汗水都流出来了。

老马很淡定，刚刚患者自己说没有腹痛，但其实叩击右上腹还是有疼痛感的，这说明患者可能是肝脏或胆囊出了问题。因为右上腹里

面的脏器就是肝脏和胆囊。老马看患者体型偏胖，估计可能会有胆囊
结石、急性胆囊炎等，便说等下带她去做腹部B超。

　　说完，老马给患者做了墨菲征检查，就是左手拇指压住患者胆囊
的位置，用力摁下去，如果患者胆囊有炎症，摁下去是会加重疼痛
的。但患者似乎没有很大的反应，这倒出乎老马的意料。

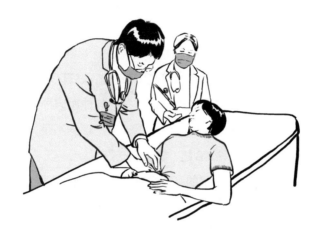

　　不管怎么样，患者有发热、畏寒，血液白细胞高，现在又发现右
上腹有压痛、叩击痛，说明是肝脏或胆囊出了问题，B超是必须做的。
老马出去跟患者家属沟通，说如果是胆囊炎，说不定需要手术。

　　患者很快就被送去做了腹部、泌尿系统B超。

　　结果出来了，老马的猜测对了一半。

　　患者没有胆囊结石，没有胆囊炎。

　　但肝脏有问题。

反复检查探明病因，不幸之中求幸运

B超看到患者的肝脏上有一个拳头大小的低回声团块影，边缘不清楚，形态不规整。影像科医生给出的考虑是可能是肝癌，也可能是肝脓肿，要结合临床。

一般来说，肝脓肿、肝癌的B超表现还是有区别的，比较容易鉴别，但也不总是这样。

"如果是肝癌，那就糟糕了。这么大的一个肿块，说不定会有转移，由于肠道气体较多，B超看不清，可以考虑做CT。"老马说。

"但患者有发热、畏寒，感染指标还高，不大考虑是肝癌，还是考虑肝脓肿的可能性大。你见过肝癌患者会有叩击痛的吗？"老马问规培医生。

癌肿一般都不痛，疼痛多考虑是炎症。

老马把这个结果告诉患者家属，家属一听可能是肝癌，吓坏了。老马只好跟他说："肝脓肿的可能性更大，先别太紧张。如果是肝脓肿，经过治疗多数是可以治愈的。"

"那现在怎么办？"家属问老马。

"再做个CT吧，看清楚一些，顺便也把肺部扫一遍，我看患者还有些咳嗽、咳痰，一起扫描会放心一些，说不定会有肺炎。"老马口中这么说，心里却不是这样想的。他怕万一患者真的是肝癌，说不定会有肺转移，所以才会咳嗽。但现在说这些都是没证据的，干脆不说，免得家属直接吓趴下了。

患者自己也隐隐感觉不妥，因为检查一个接着一个，医生脸上的表情似乎都比较凝重。也不知道是真的肚子开始痛了，还是心理作用，自从做了B超后，梁女士就觉得右上腹更痛了。

还有点恶心，想呕吐。

老马说："这是对的，你可能有肝脓肿，想呕是正常的，想呕就呕出来，没事。"

CT做完了。

确认患者肝脏右叶有片状低密度影，边界不清晰，的确有拳头这么大，10cm×9cm×10cm。综合看起来，像是肝脓肿，不是肝癌。

CT是很准确的检测方法了，肝癌是为数不多的几个不需要依靠病理活检，仅借助CT就可以确诊的癌症之一，因为肝癌在CT（主要是增强CT扫描）上的表现是很特殊的。梁女士的这个肿块并不是肝癌表现，所以影像科医生认为不是肝癌。

更符合肝脓肿。

而肺部没什么问题。

这下老马放心了。

老马把结果告诉家属，家属也喊谢天谢地。老马发现，他早已满头大汗，上衣湿透，估计一半是陪同检查，走来走去体力消耗的，另一半是紧张、害怕导致的。试想一下，你听到自己的至亲患有肝癌，难道不紧张吗？

患者是肝脓肿，那肯定不能让患者回家了，必须住院。

穿刺、血培养，对菌下药

老马联系了肝胆外科医生，让他们过来会诊。肝胆外科值班医生过来看了梁女士，又认真看了CT片子，按了按梁女士的肚子，同意肝脓肿诊断，就说入院吧，刚好还有一张床。

收入院前，老马给患者抽了血，做血培养。这是必检项目。肝脓肿多数是细菌感染导致的，细菌可能是从消化道进入了肝脏，也可能是从胆道或门静脉等地方进入了肝脏，导致肝脏感染、化脓。脓肿这里有很多细菌，其中一部分已经入血，患者才会有发热、畏寒这样的表现，所以必须留血做血培养。

只有培养出具体的细菌，才能确切诊断，也更有利于医生挑选合适的抗生素。

梁女士住院后，外科医生马上给她进行经验性抗生素治疗。因为根据平时的经验，肝脓肿最常见的致病菌是大肠埃希菌、金黄色葡萄球菌、厌氧菌等，所以一开始挑选的抗生素都是能杀灭这些细菌的。

只有把细菌统统杀灭，才有可能消灭脓肿，才可能恢复肝脏的完整性。

问题是，肝脓肿的细菌是从哪里进来的？外科医生一头雾水。最常见的是从胆囊逆行进入肝脏，但患者的胆囊是完好的，没有结石等疾病，不支持。想来想去，可能还是从消化道进来的，因为患者新诊断了糖尿病，血糖控制不算太好，而免疫力低下、血糖高都是细菌感染的高危因素。

除了用抗生素，外科医生还用了一招更有效的。

那就是经皮肝脓肿穿刺置管引流术。

患者的肝脏里面有一个大脓肿，里面都是细菌、脓液，药物进不去，最好的办法是将一根针刺入脓肿深处，把脓液吸出来。脓液就是"贼窝"，只有把"贼窝"一锅端了，才有利于患者痊愈。

就这么干。

梁女士听说要穿刺，吓得六神无主。外科医生只好跟她解释，穿刺风险的确有，但都是在B超定位下做的，而且有局部麻醉，不会太痛，对治疗很有帮助。

梁女士的丈夫也帮忙安慰她，好说歹说，她才同意穿刺。

签了字。

外科医生手脚异常麻利，三两下就把穿刺针刺入患者肝脏脓肿处，马上引流出一些黄褐色的脓性液体。医生接了引流管，持续引流。留了一部分脓液送去化验，看看里面都是哪些细菌在"兴风作浪"。找到确切的细菌，抗生素就好用了，这叫对菌下药。

这个过程比较顺利。

没过多久，血培养结果出来了，是肺炎克雷伯菌。脓液培养结果也出来了，也是肺炎克雷伯菌。

这回算是"实锤"了。患者肝脓肿的致病菌就是肺炎克雷伯菌。这种细菌导致肝脓肿还是不多见的，但外科医生听说过它很多次了。如果是这种细菌导致的肝脓肿，情况可能会比较糟糕，要警惕警惕再警惕。因为这种细菌除了会攻击肝脏，还随时会攻击肺脏、眼睛、肾脏、脾脏等其他器官，而且基本上都会导致器官化脓。

出于谨慎，外科医生把抗生素升级到了最强力的级别。希望大刀砍下，尽快把"敌军"火力压制下来。

这招还真奏效了。

患者第三天开始就不再发热了，全身乏力的症状也减轻了，腹痛也缓解了。

住了10天，患者病情明显好转，带药出院了。

出院前，梁女士还问医生："为什么好端端的我会有这个病呢？"外科医生解释说："正常人的消化道都可能有肺炎克雷伯菌定植，一般情况下不致病。但你有糖尿病，身体功能下降，白细胞防御能力下降，消化道黏膜可能有破损，让这些细菌乘虚而入，攻占了肝脏，导致化脓。"

"出院后还要继续吃药，而且血糖一定要控制住。"外科医生嘱咐。

逃过一劫，梁女士惊魂未定，自然乖乖听医生的话。

本以为事情就这么过去了。

哪知，又出事了。

"黑化"的小细菌

1个月后，梁女士再次出现发热，而且呼吸偏急促，更要命的是，她的眼睛看东西模糊了，起初她以为是老花眼，但哪有人一下子就老花眼的？老花眼也是有个发展过程的，梁女士却是在几天内就进展迅速。

这下算是糟糕透了。

梁女士赶紧再次来到医院。

急诊科医生抽血化验，白细胞计数 20×10^9/L，这个结果相当高了，结合患者有发热，医生仍然考虑有严重感染。

除了白细胞高，患者的血肌酐也高了，160μmol/L。急诊科医生老马眉头紧皱，他当然认得梁女士，她上次来的时候情况没这么差，这次看起来严重太多了，连肾脏也不好了。

血糖快达到30mmol/L了。

老马看到这个血糖值，顿时生气了，瞪着患者说："你糖尿病不吃药的吗？怎么血糖这么高！"

糖尿病并发症

1. 急性严重代谢紊乱	糖尿病酮症酸中毒、高渗高血糖综合征
2. 感染性疾病	糖尿病容易合并各种感染，血糖控制差者更容易发生也更严重，比如疖肿、痈肿、脓毒血症、皮肤真菌感染、肾盂肾炎、肺结核等
3. 慢性并发症	糖尿病肾病、糖尿病视网膜病变、糖尿病心肌病、冠心病、神经系统并发症等

梁女士委屈得不得了，说："我天天都有按时吃药，没落下过一顿啊。而且我在家测，最高也才10mmol/L而已，就今天这么高。"

老马听她这么说，气才消了一点。患者血糖高看来不是不服从医嘱的问题，可能是感染应激导致的高血糖。责任不在患者，在病情。

由于患者这次有气促，老马怀疑有肺炎，准备让她做胸部CT。知道患者眼睛看物模糊了以后，老马有些糊涂了。

什么感染会导致视力模糊呢？

老马不是眼科专业，他一开始没有把患者视力模糊这件事情放在心上，而是急着去做CT。

CT结果出来了，患者的肝脓肿已经明显缩小了，只剩下荔枝大小，这代表之前的治疗是有效的。

问题是，这次肺部不干净了。双肺都有很多小结节，最大的差不多有指甲这么大。对比1个多月前的CT图像有显著变化。

考虑患者病情严重，老马联系了呼吸内科。

呼吸内科医生看了患者，回顾了患者既往肝脓肿的病史，说患者可能是肺炎克雷伯菌肝脓肿复发，并且波及了肺部，有肺脓肿；肾脏也有问题，可能是感染加重导致的，也可能是脓肿波及肾脏，得进一步检查才能明确。

"最关键的是患者的眼睛，搞不好是眼睛里面也有脓肿啊。"呼吸内科医生长出了一口气。

这句话让老马如梦初醒，心里捏了一把汗。

"肺炎克雷伯菌有很多种类型，侵犯了肝脏的这个类型可能是高毒性的，第一次发病仅侵犯了肝脏，现在复发了，就到处肆虐，说不定下一步还会侵犯大脑……直接昏迷都有可能。"呼吸内科医生对家属说。

目前患者呼吸道的情况比较突出，而且暂时没有外科介入手术指征，所以先收入呼吸内科治疗观察。

患者的血糖很高，经过检查发现还有酮症酸中毒，这是一种糖尿病急性并发症，是血糖过高导致的。如果不及时抢救，患者随时可能会休克、死亡。

短时间内，梁女士遭遇了这么多听起来都让人害怕的疾病，家属苦不堪言，愁眉苦脸。

呼吸内科医生再次经验性用药，给了几乎最强力的抗生素——亚胺培南西司他丁注射液，加强抗感染治疗，同时再次留血做血培养。

多科室医生会诊，病情再度变化

肝胆外科医生看过了，患者现在的肝脓肿没有手术治疗指征，建议继续药物保守治疗。像现在这样有多处脓肿（肝脓肿、肺脓肿、眼睛脓肿可能、肾脓肿可能）的，不能手术，必须靠全身药物治疗，强有力的抗生素治疗才有可能力挽狂澜。

呼吸内科医生很快就请了眼科主任过来看。

眼科会诊后考虑是左眼发炎，情况比较糟糕，眼科主任给开了些抗生素滴眼液，走之前留下一句话："患者的左眼可能保不住了。"

这句话，让患者彻底凉透了心。

来不及悲伤，当晚患者病情再度加重。

呼吸急促，人的意识都变差了，反应迟钝。血培养结果出来了，还是肺炎克雷伯菌。

赶紧找ICU会诊，呼吸急促意味着随时可能呼吸衰竭，人的意识不好可能是大脑缺氧，估计患者休克了，或者感染波及神经系统，这些都不是什么好消息。

ICU华哥匆匆赶来。

大家一分析，考虑是感染还没有完全控制住，患者感染加重，有感染性休克可能。但也不能排除脓肿波及大脑可能。"这个肺炎克雷伯菌现在就好像提着刀，在血液里面见东西就砍。"华哥说。

"先砍了肝脏，后砍了肺脏、眼睛，甚至肾脏。这回，说不定盯上了大脑。"

一说到这里，所有人都忍不住吸了一口凉气。

患者家属在接待室门口号啕大哭，说无论如何也请医生竭尽全力。这个快50岁的大男人，此时此刻泪流满面，让人忍不住感同身受。

家属签字，同意来ICU治疗。

来ICU之前，华哥先给患者做了气管插管，接了呼吸机，暂时稳住了呼吸情况，稳住生命。然后推去CT室做了头颅CT，同时复查胸腹部CT。

本来呢，患者的情况不太像有脑脓肿。因为一旦有脑脓肿，患者可能有颅内高压和感染，会有脑膜刺激征、脖子很硬、呕吐等表现，但她都没有。神经系统方面的查体也没有特殊发现。但这些都是主观的，现在必须借助客观的CT来证实患者到底有没有脑脓肿。

CT结果马上出来了，脑袋没有问题。这点跟大家预想的差不多，华哥松了一口气。这个肺炎克雷伯菌，提着刀放过了大脑，起码暂时看是这样的。

但肺部的情况比之前差多了，两个肺的渗出多了很多，说明肺炎加重了。

而肝脏的脓肿跟之前差不多，没有加重。

肾脏没有脓肿。

转入ICU后，首先还是针对肺炎克雷伯菌用了最强力的抗生素，并且剂量加大了，联合用了其他药物，力求尽早把感染压下来。

患者的血压一度降低，需要用到升压药。华哥丝毫不敢放松，全力应对。

梁女士已经是感染性休克了。

华哥不得不跟家属说，感染性休克患者的死亡率很高。

家属再次崩溃了。

不惜一切代价抢救，也要重视早期治疗

谁也没想到，几个月前还活蹦乱跳的人，此时此刻竟然躺在ICU病床上，生死未卜。或者是，一只脚踩进了鬼门关。

而凶手，竟然就是平时在消化道里定植的细菌。这种细菌如果不作恶，那大家就和平共处。如果它作恶起来，尤其是在有糖尿病的患者身上提刀砍杀时，真的是摧枯拉朽。

梁女士在ICU度过了最艰难的前3天。

后来情况稍微好转了。

升压药撤掉了。

休克逆转了。

华哥如释重负，告诉家属："命暂时保住了。还需要继续观察、治疗。"治疗用了很多白蛋白、丙种球蛋白，这些都是很贵的药物，家属没有犹豫。

"只要有帮助的，都做，都用。"这是他的表态。

1个星期后，梁女士终于清醒了。

后来她顺利脱掉呼吸机，拔掉气管插管。ICU医生们自己内部调侃时，都认为自己走了好运，真的把患者拉了回来。要知道，最开始时，他们都以为患者不行了，死马当活马医。当然，谁也不敢说一定不行，所以谁也不敢有丝毫的松懈，看看他们熬出的黑眼圈就知道了。

当梁女士的尿量逐渐增多时，华哥高兴地跟个孩子一样。早上交

班时大家听说梁女士尿量有2000mL，都欢呼雀跃。

这样的感觉，真的很棒。

好消息说完了，该说坏消息了。

梁女士的左眼算是报废了。眼科主任再来会诊，说角膜中央穿孔，里面积脓严重，没办法复明。后来患者还做了手术，把左眼摘掉了。这是后话。

但对于家属来说，这个结果已经很好了。

在这之前，他以为再也看不到自己的妻子了。

朋友们，梁女士的遭遇是不幸的，但她的遭遇也给我们提供了很多警示。其中一条，糖尿病要早发现，早治疗，正规治疗。

否则，后患无穷。

糖尿病是一组多病因引起的以慢性高血糖为特征的代谢性疾病，是胰岛素分泌不足或利用缺陷导致的。患者经常容易饿，吃得多，但外周组织对葡萄糖的利用不好，脂肪分解增多，所以会有乏力、消瘦表现。最常见的症状是"三多一少"，患者多尿、多饮、多食、体重减轻。但也有不少糖尿病患者是没有症状的，仅仅在体检时发现。

　　糖尿病患者必须积极治疗，从饮食控制、运动锻炼、血糖监测、药物降糖、患者教育五方面入手，缺一不可。糖尿病患者不要轻信任何说能治愈糖尿病的偏方。目前医学界认为糖尿病还是无法治愈的，但可以通过合理的药物治疗控制病情。如果不积极控制血糖，时间长了会有各种并发症，到那时悔之晚矣。

　　部分患者后期需要用到胰岛素，大家不要妖魔化胰岛素。胰岛素是人体正常分泌的一种激素，该用的时候就要用，合理使用胰岛素肯定是利大于弊的。

[12]

呼吸困难，考虑另一种可能

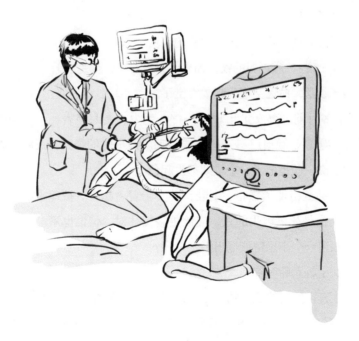

患者呼吸肌没力气了，必须依靠呼吸机辅助呼吸

一次久未痊愈的"小感冒"

58岁女子，姓姜。

姜女士身体一直很好，直到去年单位体检时发现了肺癌。幸亏是早期肺癌，在医生的建议下，做手术切了。

一切顺利。

手术后姜女士一直担心肺癌复发，最初几个月都是忧心忡忡的。幸运的是，后来几次复查都提示肺部情况良好，没有转移迹象。姜女士才算舒了一口气。

人能健康地活着，才知道生命的宝贵。

姜女士说："赚再多的钱，如果健康没有了，都是虚的。"

话音刚落，命运又捉弄起姜女士了。

1个多月前，姜女士出现嗓子疼、乏力、畏寒等表现，起初以为是普通小感冒，她自己买了些中成药喝。按平时的经验，三两天就好了，但这次，硬是拖了一个星期都没起色。

那天甚至出现了恶心、呕吐，姜女士着急起来。按理来说不应该啊，姜女士是死里逃生的人，应该更警惕才对。但谁也不能事后诸葛亮，谁知道一个小感冒能捅出篓子来呢？

姜女士赶紧朝医院跑。

医生直接安排住院，抽血化验，还做了胸部CT。胸部CT看到肺有轻微炎症，但不像是肺炎，因为肺炎多数会有明显的发热、咳嗽、咳痰、胸痛表现，但姜女士都没有。

"你哪里最不舒服？"医生问。

"就是累，没力气，而且畏寒，这两天还有恶心、呕吐。"姜女士愁眉苦脸地说。

抽血结果也出来了，其他指标倒还好，有一项结果让医生大吃一惊。

血小板只有$20 \times 10^9/L$，这是非常低的了，正常值为（$100 \sim 300$）$\times 10^9/L$。

"你身上有没有出血啊？有没有瘀点或瘀斑？"医生撩起姜女士的裤腿问，试图看看她身上有没有出血。毕竟血小板属于凝血系统的一个关键因子，如果血小板很少，那人体可能是出血不止的。

姜女士说没有。那为什么血小板这么低呢？

"不知道。"医生很实在，"不好说，可能是感染导致的。"

建议请血液内科会诊。

姜女士的病情加重了。

病情加重，当机立断转院

姜女士感觉全身更累了，像虚脱了一样，上厕所都困难，需要家里人搀扶着。这肯定不是小毛病啊，哪有小毛病会这么虚的啊？姜女士的老公发牢骚说："应该早一点来看，你看都拖成什么样了！"

"不行，得转院，在这里耽误了几天，我的力气一天不如一天，感觉快死了。"姜女士抬起头，有气无力地告诉丈夫。

转院！

一想到姜女士既往有肺癌病史，她丈夫就头痛，别搞不好是肿瘤复发。可是胸部CT也做了，没看到肺癌复发，医生也说不大像肿瘤的问题。

"别想那么多了，先转去大医院再说。"姜女士的儿子说。

当天晚上就办理了出院，联系了大医院的急诊科，直接驱车前往。

在救护车里，可能是环境幽闭或是别的原因，姜女士觉得胸闷，甚至有些气短，总感觉说话上气不接下气。她的丈夫也看出来了，心想这病进展太快了，才几天时间就这么严重了。只好嘱咐夫人少动少说话，别浪费气力。

姜女士自己想喝口水都困难，需要旁人帮忙。

到了医院急诊科时，已经是凌晨1点了。

姜女士觉得呼吸越来越困难。急诊科医生一看这个阵势，立即安排了心电图检查，首先得怀疑心肌梗死。

"有没有胸痛？"急诊科医生问姜女士。

"没有胸痛，就是觉得气不够用。"姜女士说话的声音小了很多，人也憔悴了，感觉这几天像老了几岁。

"既往有没有高血压、糖尿病、心脏病？"急诊科医生再问。

"都没有。"

心电图结果出来了，正常，就是心率快一点，100次/分，其余无特殊，不是心肌梗死图形。

"心电图等下还要再做一遍，还要抽血，化验血常规、心肌酶、肌钙蛋白、肝肾功能等常规项目。今晚住院部没床，得住急诊留观室，明早有床再转上去。"急诊科医生说。

很快抽血结果出来了，血小板还是低，但是比之前好一些了，升到了80×10^9/L。"这都是之前医院的功劳，他们用了一些升高血小板的

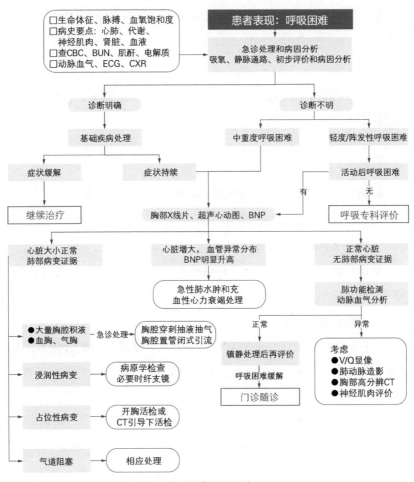

呼吸困难处理思路

药物。"急诊科医生解释说。

　　心肌酶、肌钙蛋白几乎都是正常的，所以不支持心肌梗死。心肌酶、肌钙蛋白都是心肌内的物质，一旦有心肌梗死，这些物质就会释放到血液中。如果它们是正常的，基本上意味着没有心肌梗死。

但是有一个指标非常高，高到急诊科医生的后背都冒冷汗了。

一项高到爆表的指标，让急诊科医生直接下达病危通知书

脑钠肽！

检验科只报告了它大于临界值，也就是说，高到爆表了！

当急诊科医生把这个化验结果告诉姜女士时，姜女士一家人都害怕了，问医生这意味着什么。

急诊科医生说："这意味着你可能是心力衰竭（简称心衰），你的胸闷、气短应该是心衰引起的。脑钠肽这个东西，是心脏分泌的，一般它的升高意味着心衰。"

"好端端的我怎么会心衰呢？"姜女士很疑惑，但此时她真的快喘不过气了，没有更多的精力思考自己的病情。医生说什么，她就听什么。

"一般人呼吸困难不外乎心脏和肺脏两个问题，你之前做过胸部CT而且是增强CT，只看到轻微的肺炎，没有严重的肺炎，也没有肺栓塞等情况，也没有肺不张、气胸等，所以不太可能是肺部疾病导致的呼吸困难。那就只剩下心脏疾病了，这么高的脑钠肽水平，很容易联想到心衰。至于是什么原因导致了心衰呢？目前暂时不知道，最常见的就是心肌梗死，你现在的心电图不像，但不排除等下会加重，所以必须密切监护，动态观察心电图和复查心肌酶等指标。"

急诊科医生说完这段话，直接下了病危通知书。

姜女士一家原本就情绪紧张，一下子更崩溃了。姜女士吓得魂不守舍，自己躲过了肺癌，没想到今天还要再次直面死亡。

"心脏都衰竭了，人还能活吗？"丈夫战战兢兢地问急诊科医生。

"难讲，得看情况，有些心衰去掉了病因可以恢复，有些不能恢复，有些甚至会猝死。"急诊科医生回了一句，同时给姜女士用了面罩吸氧，抽血查了动脉血气，氧分压只有70mmHg，这算是比较严重的缺氧了。

"再严重下去，可能就要气管插管接呼吸机了。"急诊科医生提前跟姜女士的丈夫说。

这句话彻底把她丈夫的情绪压到了冰点。

一家子笼罩在死亡的阴云之下，了无生气。

2个小时后医生又复查了一次心电图，依然没有看到心肌梗死图形。

如果不是心肌梗死的话，还会是什么原因呢？急诊科医生自己也头大。这么高的脑钠肽水平，一定是心衰，关键是为什么会心衰。急诊科医生赶紧让心内科医生下来会诊，如果有床，最好收上去密切监护。

心内科医生闻讯赶来，同意心衰的诊断。

至于什么病因引起的心衰，恐怕得等进一步检查，比如先做了心脏彩超再说。

就在他们俩讨论姜女士病情的时候，姜女士的状况更差了。

护士出来喊："医生，患者呼吸困难加重了，要抢救！"

急转直下！医护抢回一条命

这一喊，牵动了所有人的神经。

急诊科医生三步并作两步冲入了抢救室，见到姜女士坐在病床上，气喘吁吁，脸色发绀，眼神都迷离了……一旁的心电监护看到心率快到130次/分，血氧饱和度掉到了80%。

要知道刚才已经用上了高流量面罩吸氧，但患者还是严重缺氧！

"立即气管插管接呼吸机！"急诊科医生下了决断。家属刚刚已经签过字了，同意插管上呼吸机，也同意进入ICU治疗。

患者此时缺的是氧气，氧气进不去肺脏，患者自然会缺氧。这时候如果能接上呼吸机，让呼吸机给患者打气，或许可以改善缺氧的问题。

没有丝毫犹豫，急诊科医生立即找到了抢救设备——气管插管箱，几个手脚麻利的护士也准备好了相关的药物，还有人推了呼吸机奔驰过来。

一切准备就绪！

急诊科医生三两下就用药物放倒了姜女士（镇静），然后经口做气管插管。

接上呼吸机！

"先给100%浓度的氧吹一吹！"急诊科医生擦了一下额头上的汗水，边调整呼吸机参数边说。

情况终于逆转过来了。

经过抢救，姜女士的血氧饱和度迅速升至100%，心率也逐渐慢至

100次/分，血压却低了下来。

"给她用一管去甲肾上腺素，提升血压。"急诊科医生开了医嘱。一般用了镇静药和呼吸机的患者，血压都会降下来，这时候用点升压药是对的。

姜女士暂时稳定了。

但她丈夫和儿子却吓得够呛。

本来医护人员抢救，家属是不应该留在旁边的，但刚刚情况太紧急了，护士没有及时把他们请出抢救室——那个时刻谁也顾不上他们了。他们就怔怔地站在门口，看完了整个抢救过程。

"谢谢医生。"丈夫红着眼睛说。

"什么都别说了，先去ICU吧。病情太重，估计心功能很差，需要进一步检查。患者随时可能不行，要有心理准备。"急诊科医生缓缓地说。

此时此刻，除了答应去ICU，没有别的办法。

签字同意。

急诊科医生联系了ICU的医生。

当晚就送姜女士进了ICU。

此后几天，姜女士就住在ICU了。她一天都没有醒来过，因为医生一直在给她用着镇静、镇痛的药物。ICU是特殊的，这里每天会给患者打各种针、做各种穿刺，清醒的患者一般会感到比较疼痛，而且会害怕，所以有必要对ICU的患者实施镇痛、镇静。

姜女士的病情稍好转了一些，但是一脱离呼吸机，她整个人就不好了，呼吸变得非常急促。没办法，只好重新接回呼吸机。

医生再次给她做了心电图，还是没有心肌梗死图形。

也推出去做了心脏彩超，医生本想着心脏彩超能看到一些病变，毕竟考虑她是心衰患者，可是彩超结果赫然"打脸"：患者的心脏跳动非常好，心室壁运动也非常好，看不出一丁点心衰的迹象。

这到底是怎么回事呢？ICU医生纳闷了："脑钠肽水平这么高，提示心衰，可是心脏彩超却说没有心衰。该信谁？"

"都信，也都不信！"主任解释说，"临床医生不能光看一个指标，要综合起来看。否则还要临床医生干什么，直接用机器人替代算了。"

主任这句话，大家深以为然。

病情毫无起色，家属无奈准备身后事

"你夫人这个呼吸困难，除了要考虑心脏问题，还要警惕肺部问题，毕竟还是有肺炎的。有些人CT看起来肺炎不严重，但可能症状比较明显，不排除是这种情况……"ICU医生跟家属解释，"另外，她毕竟有肺癌病史，搞不好有癌症转移，甚至转移到心脏都是有可能的。心脏彩超也不是完全准确的。如果真的有肺癌转移，那就属于晚期癌症了，治疗好转的希望比较渺茫。"

"那现在看起来有转移的证据吗？"姜女士丈夫都快哭了。他根本没有想过妻子的病情会这么严重，不就是一个感冒吗？怎么越搞问题越多呢？他到现在都还不愿意相信这一切是真的。

但在ICU的妻子却在时刻提醒着他，这就是真的。

"现在还不好说一定是转移，等病情好一点，我们推患者出去做个全身CT，看清楚一点再评估。"ICU医生说。

又治疗了3天，依然一点起色都没有。

ICU医生说："患者情况不容乐观，治疗效果不佳，家属随时做好心理准备。"

姜女士家属急了。

姜女士丈夫眼看这样下去不是办法。患者一直被"困"在ICU，每天只能探视20分钟，不能时时刻刻陪着。有时候想找医生也找不到，实在是干着急。

父子俩纠结了很久：患者的情况愈来愈差，是回家还是转院拼一拼？

父子俩一跺脚，转！

二次转院，搏一个奇迹

这话得从另外一边说起。姜女士的儿子认识一个医生，是当地另外一家三甲医院的ICU医生，他就是我们熟知的华哥。

联系好了救护车，评估了患者情况，当天就办理了转院手续。

到了华哥的医院，姜女士的儿子终于松了口气，一见面就坦诚交代："这几年我做生意赚了点钱，本来想盖房子的，现在一看算了，能把我妈治好，这几十万都花了也无所谓。"

华哥觉得有压力，但也是动力。既然朋友这么信任，除了全力以赴，没有他法。

主任也知道这个患者，因为华哥已经提前打过招呼了。

患者一过来，科室就开始讨论了：怎么诊断呢？真的是心衰吗？

心衰常见病因

1. 心肌损害	**原发性心肌损害：** 心肌梗死、慢性心肌缺血、心肌炎、扩张型心肌病、肥厚型心肌病、右室心肌病、心肌致密化不全、线粒体肌病等
	继发性心肌损害： 内分泌代谢疾病（糖尿病、甲状腺疾病等）、系统性浸润性疾病（心肌淀粉样变性等）、结缔组织病、心脏毒性药物等并发的心肌损害
2. 心脏负荷过重	**压力负荷过重：** 高血压、主动脉瓣狭窄、肺动脉高压、肺动脉瓣狭窄等
	容量负荷过重： 心脏瓣膜关闭不全、部分先天性心脏病、慢性贫血、甲状腺功能亢进、体循环动静脉瘘等
3. 心室前负荷不足	二尖瓣狭窄、心脏压塞、限制性心肌病、缩窄性心包炎等

姜女士此时安安静静地躺在病床上，镇静药持续用着，升压药用着，呼吸机开着……她当然不会知道病房其他人在为她做什么。

有人发言了："患者既往没有高血压、冠心病、糖尿病等基础病，突然发生心衰的可能性太小了。心衰得有病因啊，心脏彩超也做了，结果是正常的啊。"

"这个逻辑是没问题的，"主任说，"但怎么解释患者的脑钠肽呢？这个指标高到爆表，还是有显著意义的。"

"会不会是心肌炎呢？"有年轻医生提出。

"那不会。"有人马上反驳了，"心肌炎得有炎症，心肌细胞的炎症会导致心肌酶显著升高，但那边医院多次复查，心肌酶都是基本正常的。而且心脏彩超也没有看到心肌活动障碍，所以心肌炎的诊断不成立。"

似乎是这个道理。

"那会是什么原因导致的心衰呢？甲状腺功能亢进？高血压？内分

泌系统其他疾病？"有人又问。

"我们先别纠结是什么原因，先看看到底是不是心衰吧！"主任发话了："我们自己再次给患者做个心脏彩超，所有指标都复查一遍。"

当天就做了心脏彩超，基本上还是正常的。

患者真的不像心衰啊。

可话音刚落，姜女士突然又呼吸急促了！

什么情况？华哥过去一探究竟。

护士说可能是镇静药剂量小了，患者有点醒了，刚刚吸完痰患者就呼吸急促了，而且大汗淋漓。

华哥用听诊器靠近姜女士的肺部一听，满肺都是湿啰音。

这就是典型的心衰发作表现啊！

华哥也纳闷了。

"同志们，我们不要专门盯着患者的心脏和肺来看了。"主任又说话了，"看看患者的四肢肌肉力量吧，兴许会有新的发现。我看患者的病历，一开始患者就有非常明显的乏力……你们想到的是什么？"主任微笑着说。

四肢无力？华哥挠了挠头，豁然开朗。

惊喜！被忽视的"四肢无力"推翻原有诊断

"一般人可能会以为生病乏力很正常，其实这是非常不正常的，再难受的疾病都很少会导致虚弱到走不了路……"主任顿了顿，接着说："除非本身就是神经、肌肉方面的疾病。"

此言一出，众人哗然。

主任说的话是对的，病情得多重才会走不了路呢？除非一开始就是神经、肌肉方面的问题，肌肉没有力气，才会走不了路。

"脚没力气，走不了路。手没力气，吃不了饭。那如果是呼吸肌没有力气呢？"主任问。

一旁的规培医生低声说："会呼吸困难。"

答案是很明显的。

病情分析到这里，主任若有所思："为了尽快查明病因，还是得找专科医生会诊。"主任接着说："我们ICU不能什么都大包大揽。要知道术业有专攻，还是得请神经内科过来会诊，看看是什么病，比如会不会是吉兰-巴雷综合征。"

华哥赞叹主任的思维，姜女士的病因似乎已经水落石出了。

"吉兰-巴雷综合征？"有人疑惑。

"是的。"主任点点头，"这个病的本质就是周围神经发炎，导致患者四肢肌肉无力，甚至呼吸肌也没有力气。呼吸肌如果没有力气，会表现为气短、胸闷，严重的就是呼吸衰竭了。患者现在看起来不支持心脏、肺部疾病，那就要警惕神经系统疾病了。此外还要考虑重症肌无力、脊髓炎等可能。"

华哥第二天就请了神经内科医生过来，他评估了病情，认为的确要考虑神经系统疾病可能，吉兰-巴雷综合征首先要考虑。

"完善检查吧，腰椎穿刺化验脑脊液，还有肌电图。如果家属经济条件允许，可以抽血化验一些特异性抗体，对这个病的诊断比较有意义。就是价格比较贵，要送到外面公司去检测。这些检查做下来，如果都阳性，诊断就八九不离十了。"会诊医生抛下这句话就走了。

华哥把这话带给了姜女士的儿子，他很开心，以为马上就能找到病因了，花多少钱都愿意。

华哥补充了一句："只是考虑，不一定就是。即便明确诊断，治疗效果也未必非常好，毕竟耽误了一段时间，得边治边观察。"

"明白明白，尽力就好。"她儿子说。

第二天上午，华哥推着患者，患者戴着呼吸机、静脉泵，浩浩荡荡地出去做肌电图检查了。

转运风险的确存在，但如果不做肌电图，难以明确检查。

姜女士丈夫还是很果断地签字了。

华哥也做好了随时抢救患者的心理准备。

还好，前后花了30分钟，肌电图做好了，姜女士安全回到病房。做检查期间，肌电图医生就说："这个肌电结果很符合吉兰-巴雷综合征，估计就是了。"

这句话让华哥高兴了很久，这是一个令人惊喜的诊断。所谓吉兰-巴雷综合征，是一类由免疫介导的急性炎症性周围神经病，多是机体免疫反应引起的，常表现为肌肉力量下降，感觉灵敏度下降，手指和脚趾出现戴手套和穿袜子的感觉等。最严重的患者会有呼吸肌无力，那是会致死的。

"抽血结果还没那么快出来，要不要先治疗？"华哥问主任。主任又找了神经内科医生一起沟通，达成共识："应该就是这个病了，可以先治疗。"治疗方法就是用丙种球蛋白，自费，一天用10支，接近7000元。

这叫丙种球蛋白冲击治疗。

吉兰-巴雷综合征的本质就是周围神经发炎，用丙种球蛋白或大剂量糖皮质激素都是可以的，但首选还是丙种球蛋白，它虽然贵，但是有效。

用了3天药，华哥观察到姜女士的脚能动了。

这时候抽血结果也出来了，抗体是阳性的。这更加佐证了医生们先前的诊断。

到用药第5天时，姜女士的呼吸肌力量有所恢复，表现为吸痰时她会有轻微的呛咳动作，而在这之前，姜女士一丁点呛咳反应都没有。不会呛咳，意味着呼吸肌一丁点力气都没有。

住进ICU 2周后，姜女士的呼吸机终于停掉了。

因为她的呼吸力量恢复，能咳痰了，肺炎也改善了。

她终于活了过来。

姜女士的心脏功能自始至终都是不错的，后面复查CT也没有看到肿瘤转移迹象。

为了姜女士，所有的医护人员都付出了非常多的努力，从入院治疗到病例讨论，从调整用药到最终诊断……自此之后，大家记住了一种神经内科疾病——吉兰-巴雷综合征。

当患者出现呼吸困难的时候，除了心脏、肺部问题，还要考虑神经系统问题。神经系统问题很复杂，很容易误诊，一开始可能跟感冒似的，如果不警惕，容易入坑。

吉兰-巴雷综合征是一种神经系统疾病。它是由自身免疫介导的周围神经病，男女均可发病。首发四肢远端对称性、进行性无力最多见，肢体远端会有麻刺感，多数患者几天内病情达到高峰，少数可以累及呼吸肌（就好像文中病例一样）。呼吸肌没有力气会导致呼吸衰竭，与心脏无关。90%以上的患者在4周内病情停止进展，严重的患者会有肌肉萎缩，需要1～2年时间才能恢复。

当我们的四肢有麻木感、刺激感的时候，尤其是肢体力量不足的时候，一定要去医院检查，看看是不是神经出了问题。不一定是吉兰-巴雷综合征，但肯定是有问题的，比如糖尿病引起的神经病变，或者其他疾病导致的神经病变。

一场整形手术引发的事故

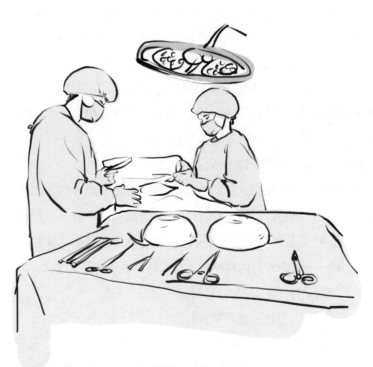

女子隆胸手术，不料命悬一线

2年前，一个年轻女子隆胸手术出了意外。ICU、急诊科的医护们经历了一场生死战，至今他们仍记忆犹新。

麻醉隆胸，术后昏迷不醒

寒风凛冽，急诊科老马给ICU打电话，问ICU有没有空床，来了一个年轻的病重女子，必须得进ICU治疗。

ICU刚好是华哥值班，说还有一张空床，留给你了，赶紧来吧。

老马松了一口气，说："患者情况特殊，你现在就下来看看吧。她也刚被拉来，现在在抢救室，昏迷，血压偏低，你赶紧下来。"

华哥跟护士简单交代两句后，就匆匆去了急诊科。

华哥见了患者后，不禁感叹，患者的确年轻。老马说："今天下午患者在外面的美容院做了隆胸手术，术后一直昏迷不醒。美容院的麻醉科医生害怕了，把患者就近送来了我们这里。"

老马简单地跟华哥介绍了情况。

华哥本想爆一句粗口，发泄对美容院的不满，但终于还是忍住了，硬生生把话咽了回去。因为华哥看到在患者床旁还站着一个穿着洗手衣的医生，他头上戴着一顶花帽子，显然是麻醉科医生的装扮。但华哥不认识他——华哥跟院内麻醉科人员相熟，唯独没有见过他，所以华哥肯定，他就是外面美容院的麻醉科医生。

在外人面前，说话还是注意点好。

"患者昏迷了多久？"华哥问老马。

没等老马开口，那个麻醉科医生装扮的人就抢着回答："前后大概有4个小时了。"

老马这才想起来要给大家互相介绍。老马指着华哥说："这是本院ICU的华医生。"然后指着麻醉科医生说："这是XX美容院的林医生，大家认识一下。"

两人简单寒暄了两句，就直奔主题。

林医生说："患者26岁，今天在静脉麻醉下做了双侧假体植入隆胸手术。术后患者麻醉苏醒不顺利，等了2个小时都没醒过来，而且术中血压偏低，间断用着升压药维持。我们怕有意外，只好送来贵院观察和治疗。"

华哥一边听林医生描述，一边上下打量了一遍患者。

患者已经气管插管接呼吸机了，双眼紧闭，估计是昏迷或被镇静了。从林医生的描述来看，应该是昏迷，她的术后恢复不好。

心电监护情况不是太糟糕，但也不是很理想，血压90/58mmHg，心率110次/分，血氧饱和度99%，呼吸20次/分。

另外，输液架上挂着两瓶补液，华哥大致看了一眼，一瓶是升压药，一瓶是普通补液。患者血压低，需要用升压药维持，这是一个很危险的信号。

林医生又告诉华哥："一般这种手术，客人很快就会醒来的，她却没醒。我们怕有脑血管意外，但我们单位没有CT，没办法确诊，所以让你们帮忙看看。"

林医生的担心不无道理，手术中发生的麻醉意外有很多种，的确有少数患者可能在手术中发生脑出血或脑梗死、脑栓塞，导致手术后昏迷不醒。

"但是患者这么年轻，既往也没有高血压、糖尿病、冠心病病史，突然就发生脑出血、脑梗死的可能性不是太大吧？"华哥望着林医生，说出了自己的想法。

林医生犹豫了一下，说："的确不太大，但我们见过一例，就是术中脑出血，所以怕了。"他说完尴尬地笑了笑。

华哥能理解麻醉科医生的担忧，医生当然希望手术顺利，如果手术出了意外，那大家都"吃不了兜着走"。

老马把这个患者交给华哥，又去治疗其他危重患者了。

"患者术中血压很差吗？"华哥进一步问林医生。

"对，血压不太稳定，不过具体的情况我也不是很清楚。她一开始不是我麻醉的，是我另一个同事做的，后来我才接手。听说是血压不好，给用了升压药。因为患者没醒过来，又准备转运来贵院，为了确保转运安全，我才给她做了气管插管，接上了呼吸机。"

患者做隆胸手术时用了麻醉药，那时候是没有气管插管、没有呼吸机的，仅仅是用了静脉麻醉药。患者睡过去了，没有知觉。如果就这样转运，的确有风险，万一患者在转运的时候呼吸没了（麻醉药会抑制呼吸），监测又不到位，那就麻烦大了。所以先做气管插管，接上呼吸机，确保呼吸没问题再转运也是可以理解的。

不是患者呼吸出了问题，那就还好。华哥暗自思忖。他拿起听诊器，准备给患者听听双肺呼吸音。猛然发现，患者胸部被绷带紧紧包扎起来了，没办法听诊。

差点忘了，这是一个隆胸手术患者。

她自己估计也没想到会惹出这么大的麻烦来，以至于生命垂危。爱美之心人皆有之，但如果为了这个而命丧黄泉，那就真的太可惜了。大家都想让她迅速清醒过来，活过来。

华哥翻了翻患者瞳孔，一看，吓了一跳。

瞳孔散大，凶多吉少

患者双侧瞳孔都是散大的，直径接近6mm（正常为3～4mm），对光反射非常迟钝，几乎没有。"你们知道吗？"华哥放下手电筒，问林医生："老实说，这个瞳孔吓了我一跳。一般瞳孔散大、对光反射迟钝甚至消失，意味着大脑出了问题，甚至可能是很严重的问题。"

"知道，来的路上瞳孔就这样了。"林医生说。

"凶多吉少啊。"华哥低声说了一句。

"我们也怕，所以麻烦你们赶紧给她做个头颅CT，看看到底是不是脑袋的问题，看看是不是脑出血或脑梗死之类的。"林医生再次强调了这点。

老马这时候过来了，说："已经联系CT室了，马上就去做，顺便把胸部CT也做了。"

华哥迅速捋了一下患者发病的整个过程，他对患者当前的情况有怀疑：患者该不会有过心跳、呼吸停止吧？他见过太多呼吸、心跳停止的人了，这些人被抢救回来后，由于大脑有过一段时间的缺血、缺氧，所以瞳孔会散大、对光反射可能消失。华哥的第一个反应是，林医生会不会撒谎呢？患者会不会真的有过心跳、呼吸停止，而他不敢直接告诉我们呢？毕竟这是一个有医疗官司风险的病例。真相如何，只有他们自己人知道。

华哥上前两步，缩短与林医生的距离，面对面，低声问他："兄弟你一定要跟我说实话，患者是不是在麻醉期间出现了心跳、呼吸停止？而不单纯是血压低。"

林医生听到华哥这样问，连忙摆手摇头，说："没没没，绝对没有，我敢保证，绝对没有停过。我们也分析了心电记录，血压最低至70/40mmHg，心率最低也有60次/分，没有停过，真没有。"

他望着华哥，反复给华哥解释。

"没有就最好。"华哥说，"如果真有心跳、呼吸停止，那患者昏迷就可以解释了，这就是大脑缺血、缺氧的后果。当然，低血压到一定程度，大脑也会缺血、缺氧，也可能会导致昏迷不醒。至于血压多低就会变成这样，很难讲，因为有个体差异。可能对她来说，70/40mmHg的血压就很低了，足以引起大脑缺血、缺氧。"

至于为什么会低血压呢？华哥估计是麻醉期间药物剂量控制不好，或者是个体差异，导致患者血压偏低。毕竟所有的麻醉药都可能导致患者血压降低。所以，一个合格的、优秀的麻醉科医生是非常关键的，他们能为手术保驾护航。

林医生听了华哥的分析后，点了点头，说的确有这种可能。

华哥看了一眼患者胸部，生怕错漏了什么细节。又问他："你们做这个隆胸手术，是注射脂肪还是假体植入？"

其实华哥对隆胸手术一知半解，但他想到的是，如果患者是通过注射脂肪去填充乳房的话，万一脂肪被错误地注射进血管，那就麻烦了。脂肪团块可能会顺着静脉血流入心脏，再进入肺动脉，完全可以堵塞肺动脉，造成肺栓塞（脂肪肺栓塞），这也会导致大脑缺血、缺氧而出现昏迷。

又或者，患者对某些药物过敏，因过敏性休克而出现昏迷。

华哥快速思考了几种自己能力范围内能想到的可能性，毕竟从业这么多年，他还是头一次遇到这样的病例，经验不足。

林医生告诉华哥，做的是假体植入，两片硅胶直接填充到胸大肌上达到隆胸效果，不会导致脂肪肺栓塞。

老马回来说可以做CT了。

就在这时，监护仪突然尖锐地响了起来，出事情了。华哥扭头一看，患者正四肢抽搐，就像是癫痫大发作。她整个人都快蹦起来了，呼吸机频频报警。

患者危急，紧急通知家属

糟糕透了，华哥心想，患者大脑肯定出了问题，否则不会平白无故地抽搐。

老马迅速吩咐护士静推安定针，争取以最快的速度把患者的抽搐"打掉"。

患者又抽了一下，后面逐渐缓了下来。

老马铁青着脸，说："赶紧去做CT吧。"

"家属来了吗？"华哥问。

林医生说家属还在路上，快到了。

华哥惊讶了："出了这么大的事情，那么久过去了，家属还没到？"

林医生解释说："她做这个隆胸手术是瞒着家人的，家人并不在现场。我们后面才联系的家属，是她老公，正从比较远的地方赶过来。不过没关系，我们领导已经在跟家属沟通了，尽一切努力，做最好的检查和治疗，一定要确保患者安全。"

"哪里能确保啊兄弟，我们只能尽力而为。"华哥说。

"是是是，我们大家都尽力就好。"林医生说。

"家属同意去ICU吗？我还没见过家属呢，ICU治疗特殊，而且费用很高，家属愿不愿意去还是个问题。"华哥又提出了疑问。

林医生说："这个不用担心，费用问题我们领导会妥善处理的。"

望着躺在病床上一动不动的患者，华哥心里也是五味杂陈。如果就这么人没了，或者说捡回小命但是人傻了，那就真的是天底下最冤枉的事情了。后来华哥查了一下资料，每年都会发生隆胸手术麻醉意外，该怪谁呢？

CT结果很快出来了。

没有脑出血。

也没有脑梗死的迹象。

一般来说，发病几个小时做头颅CT只能看到有没有脑出血，不大好判断有没有脑梗死。为什么呢？因为如果有脑出血，血管里的血液流出来，会在大脑组织中占据一个位置。血液是高密度的，这时候做CT是能明确看到出血灶（高密度影）的，只要有出血，即便是几分钟，颅脑CT都能发现。

但如果是脑梗死那就不好观察了。脑梗死指的是大脑某个血管被栓子堵塞了，血液过不去，那么后面的大脑组织就会因缺血、缺氧而坏死，最终形成软化灶。但大脑软化灶的形成需要时间，最开始的24小时CT很难看出来，往往要在24 ~ 48小时后复查头颅CT，才能更准确地判断有没有脑梗死。

26岁的年纪，既往没有基础疾病，脑梗死的可能性的确不大。现在明确了没有脑出血，林医生也放心了。

华哥说："可能还是手术中血压控制不好导致的大脑缺血、缺氧昏迷。毕竟手术中控制血压也是一门高深的学问，每一个麻醉科医生都不敢拍着胸口说一定平安无事。每个患者都不一样，现场什么情况都可能发生。"

林医生认可华哥的看法，说："拜托你们了，一定要好好救她。"

"不管出于什么考虑，我们都会全力以赴的，这个不用担心。"华哥对林医生说。

老马说："那就直接上ICU吧。"

"不等家属了？"华哥问。

"不等了，我也跟医务科报备了，先救人。"老马解释。

这位年轻的女士，被送进了ICU。

老实说，华哥对她的预后是悲观的。

不管是心跳、呼吸停止导致的昏迷，或者是低血压导致的大脑灌注少而昏迷，或者别的原因导致的昏迷，现在患者瞳孔散大，又有抽搐，都是预后不好的一个警示。医生见过太多这种情况的患者了，能完全恢复的屈指可数。

华哥仿佛看到了她的结局：醒不过来了，或者醒来后人傻了——如果大脑受损，记忆力、理解力等方面都会不同程度地受损。

但华哥又心怀希望，毕竟她年轻，没有基础病，恢复力强。而且华哥相信林医生说的，患者没有心跳、呼吸停止，仅仅是低血压，那么就还有较大的希望。只要等患者大脑充分休息，各种影响意识的药物代谢完毕，说不定就自然醒了。

说不定能完全恢复。

半夜，患者老公赶到了，华哥把这个想法告诉了他。

他强忍着泪水，给华哥鞠躬，请医生一定倾尽全力。

后来华哥得知，患者结婚2年，尚未生育，为了体形变得更美，偷偷跑去做隆胸手术。据说其他姐妹做了效果很好，她也心动了，但她老公不太认同，为此两人还有过争吵。

"没想到她会瞒着我来做，"他眼里噙着泪说，"我们一直感情很好的，没必要做这个。"

只能感叹，命运捉弄人。

不久，患者的哥哥姐姐也来了。

几个家属默默坐着，没有过多的言语。

华哥正准备给新来的家属重新简单描述一下病情。

护士出来喊华哥，说患者动了，手脚动得厉害，让华哥回去处理。

华哥也顾不上跟家属聊，回到病房评估了情况，让护士再给患者用了一支镇静药，先缓和下来再说。刚刚的颅脑CT没看到脑出血，但是有全脑弥漫性水肿，这意味着患者大脑肯定有过缺血、缺氧。让患者充分安静下来，减少氧耗，同时把脱水降低颅内压等常规脑保护治疗都用上。

华哥再次回到接待室，对家属说："这里不留人，你们回去吧，情况有变化我再通知你们。患者最好的情况是完全恢复正常，最差的情况是醒不过来，甚至可能病情加重出现器官功能衰竭等。现在还不好评估，得走一步看一步。"

峰回路转，年轻真是好

华哥尽量把话说得委婉一些，把各种可能性都说明白了。既给家属留了希望，又告知了病情的凶险。

家属走后，华哥再仔仔细细琢磨了患者的发病前后，还给林医生打了几次电话，多了解一些情况。华哥起初对美容院的医生没有太多好感，最后发现是自己狭隘了，林医生是一个好医生。

"哎，搞了这么多年没出过事情，今天弄这么一出，我们都没好果子吃……"林医生苦笑着说，"再次拜托你照顾好我们的客人。"

对，客人，对他们来说，是客人。对我们来说，是患者。华哥心想。

林医生再次跟华哥保证，患者肯定没有心跳、呼吸停止，这些都是可以查到的。刚刚他回去后，又翻阅了一遍心电监测记录，真的没有停。

事情终于有转机了。

下半夜，护士叫醒华哥，说患者似乎醒了。

一般情况下，患者醒了她们是不会喊华哥的，因为知道他累，想让他多睡一会儿。但昨晚躺下前华哥跟她们说了，万一患者有变化，不管是好的还是坏的，都要喊他起来。

华哥听到，立刻从床上蹦了起来。

这可能吗？真的吗？华哥边出去边想，怎么可能这么快就清醒了呢？患者的大脑弥漫性水肿很严重啊，没有几天甚至十天八天都很难醒的啊。华哥感到非常疑惑。

事实上，她真的醒了。

虽然还有气管插管，但眼睛已经睁开了，而且能听懂华哥的话。

华哥赶紧把呼吸机摘了，看到生命体征都平稳后（升压药也停了），直接把气管插管拔掉了。

患者终于活了过来。

是真的活了过来。

第二天，主任查房，大家再次评估了患者的各种能力，完全正常。

主任简直不敢相信会有这么好的结果。患者明明有瞳孔散大、对光反射迟钝，明明有四肢抽搐，而且颅脑CT也显示是全脑弥漫性水肿，怎么说好就好了呢？速度也太快了吧！

看来年轻真是好啊。

当然，也可能是医生的治疗方案得当。

不管怎么说，患者是真的救回来了。

华哥电话告知林医生时，他也终于松了口气，不停地说："谢谢兄弟，谢谢。"

当天下午，患者就要求出院了："ICU太难受了。"当她老公站在门口迎接她出来时，他们俩都哭了。

活着就好。

老马得知消息后，也大为惊讶，说还以为患者会在ICU住上个把月呢。

至于患者会怎么跟美容院"扯皮"，我们就不探究了。

回过头分析，患者之所以这么快就醒了，可能是因为她的昏迷是术中低血压导致的。所有麻醉药都会导致低血压，只是严重程度不同而已。一个平稳、顺利的手术，需要麻醉科医生综合使用各种措施，稳住患者的血压和呼吸。在手术时，麻醉科医生就是"定海神针"。没有麻醉科医生的保驾护航，手术根本没办法进行。

但任何手术都会有风险，麻醉当然也会有风险。而风险会有两种，一种是无法完全避免的，可能跟患者体质，或者其他不可预测的因素有关；而另一种则是可以避免的，比如操作者技术不熟、责任心不够等。这个病例里的麻醉事故为什么会发生，真实原因我们不得而知。做无依据的猜测是不恰当的，毕竟即便是最高级的医院麻醉科，都可能发生麻醉意外。

但我们还是有两点反思：

第一，隆胸手术真的有必要做吗？到底是女性的需要，还是男性的需要？或者是两者均有？

第二，真要做隆胸手术，选择什么机构更合适？有没有最安全的机构？我认为没有最安全的机构，如果非要做，一定要选正规医疗机构，绝对不要在街头小巷做。

祝大家好运。

[14]

2次手术，患者的苦与医生的无奈

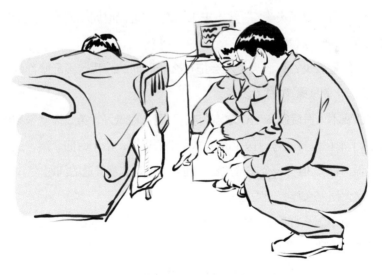

糟糕，患者腹腔引流管好像有脓液流出来

中年女子肚子胀气，医生"重口味"提问发现玄机

林女士56岁，退休1年，"称霸"小区广场半年。

1个月前，林女士突然不跳舞了，大家都很纳闷，纷纷对她表示关心，说你不来，咱这里就少了一道风景、没人领队，等等。林女士说："肚子不舒服，老是鼓气，跳不动了。"边说边摆手，意思是得闭关一段时间了。

但经不住大家的盛情邀请，林女士还是出门活动筋骨了，跳了一个傍晚，第二天怎么也不出去了。她的肚子实在是难受，总觉得肚子很撑，越跳越撑，肯定不对劲。

"会不会是胃肠炎啊？"她丈夫王伯说，"近段时间咱们饮食太油腻了，下回改清淡点就好了。"

"不像胃肠炎，胃肠炎也不会拖这么长时间的。我这不舒服都快一个月了，肚子总撑。"林女士说。

"那要不上医院瞧瞧吧，拿点药吃。"两人商量好，第二天就来到医院，挂了消化内科的号。医生问了林女士的近况，由于时间紧凑，医生问的问题不多，但有一个非常关键的问题，也是非常普通的问题。

"你大便怎么样？"医生问。

"大便不怎么样啊，"林女士据实回答，"每天也都会有1次，有时候2天有1次。"

"大便有血吗？有黑色大便吗？"医生再问。

"没有啊。都是黄色的，有时候偏绿，不黑。"

顺带跟大家说一句，大便的颜色可以反映很多问题。如果大便是红色的，往往意味着消化道出血了，而且是下消化道出血，比如痔疮或结肠癌、直肠癌出血，下消化道的血会随着大便很快地流出来，所以是红色的。但如果是上消化道出血，这些血要在肠道走一遍之后才通过大便排出来，在这个过程中红色的血液会氧化成黑色，所以会有黑便，即黑便提示患者可能存在上消化道出血。当然，如果你吃了红心火龙果，大便也可能是红色的；如果你吃了猪血，大便也可能是黑色的；某些药物也可能影响大便的颜色，要一一区分。

医生之所以这样问林女士，当然是想看看她消化道有没有出血。

林女士的大便颜色是相对正常的，正常人的大便就是黄色的。

"那形状呢？大便的形状如何？"消化内科医生进一步问。

林女士内心恶心了一下，这么"重口味"的问题，也就只有医生能问出口。但她当然知道这些都是医生的考虑参数，所以也尽量回忆着大便的形状。

"坨状？条形？稀烂？"消化内科医生见林女士犹豫了一下，直接抛给她选择题。

"我……我很少会留意大便的形状，拉完就直接冲水了。"林女士尴尬地笑了笑。

"你应该回头看一眼的。"医生的语气中透露出一点轻微的埋怨。

"但你这么一问，我倒是有些印象了，这段时间总觉得拉大便没有以前那么畅快。"林女士鼓起勇气说了这句话。

"怎么样的不畅快？"医生似乎发现了新大陆，提高了警惕。

"就是大便出来不是特别顺畅，而且……而且大便没以前那么粗，比较细，这正常吗？"林女士小心翼翼地问。

医生一听，便有了一些想法，说："无论如何，得做个结肠镜看看。可能是结肠、直肠有问题，至于什么问题还不好说，得等结果。"消化内科医生其实是想告诉她，很可能是结直肠癌，因为患者大便变细了，腹部也有不适，结直肠癌是必须要警惕的。肿瘤如果堵住肠腔，大便想要通过就困难了，而且大便挤过去后也会变得比较细。

结肠癌症状

早期通常无症状，进展后会有症状	
1. 排便习惯与粪便性状的改变	最早的症状，表现为排便次数增加，腹泻，便秘，粪便中带血、脓液或黏液等
2. 腹痛	常为定位不确切的持续性隐痛
3. 腹部肿块	多为瘤体本身，有时可能是积粪。不一定能看得到或摸得到
4. 肠梗阻症状	中晚期症状，表现为腹胀、便秘、腹痛
5. 全身症状	贫血、消瘦、乏力、低热等

林女士答应做结肠镜。

多种检查互补，明确病灶情况

做结肠镜之前，医生给安排了直肠指检。

医生戴好手套，涂抹润滑油，用食指伸入患者肛门旋转检查。如果患者有直肠癌，那么多数是可以被摸到的。因为正常人的直肠内壁是很柔软的，而癌肿是比较硬的，就好像在面团里摸到石头一样。

"还好，直肠指检没摸到明显的肿块、硬块，也没有感觉到直肠腔有明显狭窄，也没有出血。"医生直接告诉了林女士。

林女士长舒了口气，问："那结肠镜还要做吗？"

"要，当然要，"医生很肯定地说，"我的手指只有10cm长，能摸到的肠管有限，可能是更高的位置有问题，也有可能有些问题是我的手指感觉不出来的，必须做结肠镜才能看得清楚。"

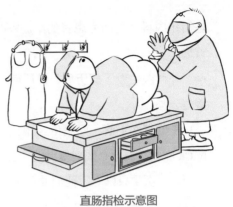

直肠指检示意图

林女士点头，表示理解。

当天林女士就被安排了肠道准备，第二天一大早被送入内镜室做结肠镜。

这回结肠镜还真看到了医生手指摸不到的东西。

在乙状结肠和直肠的连接处（大概距离肛门15cm）有一个肿块，肿块环绕肠管一圈，整个肠腔都变细了，难怪患者大便会变细。

找到了，这里就是病灶。

内镜下看到肿块的模样，医生心里就认定是癌肿了——它不像是良性的，但还是得等病理结果。病理结果没有意外，真的考虑是癌肿。

这是一个在直肠上方、乙状结肠下方的肿瘤。

林女士得知这个消息后，整个人都愣住了。她从来没有想过自己会有癌症，有那么一瞬间，她差点崩溃了。还好有丈夫王伯和医生的安慰，她情绪才逐渐稳定下来。

"认命吧，这个结肠癌是赖上咱们了，现在咱们得配合医生干掉它！"王伯说。

医生给林女士安排住院，住胃肠外科。之所以住胃肠外科，而不是消化内科，是因为患者的结肠癌必须手术处理。手术治疗结肠癌是首选。

外科医生看了病历后，说还得做一个腹部盆腔CT，把肿瘤情况看清楚一些。

王伯有些不解，问医生："做了结肠镜明确是癌肿了，为什么还要做CT呢？听说那个辐射挺大的，会不会影响这个肿瘤的治疗啊？"

外科医生只好安慰他们说："CT辐射虽然大一些，但是不经常做是没问题的。做一两次CT完全没问题，不会影响肿瘤的治疗。而且结肠镜跟CT是两个不同的检查，是互补的，不能互相替换。结肠镜是从肛门进入，逆行上去看患者肠道里面的情况，它是看不到肠腔外面的情况的。CT正好能补充这点，它能很好地看到结肠周围的情况，但CT看结肠内壁又没有结肠镜那么清楚。"

经过解释后，林女士答应做CT。

CT做完了，医生看到直肠上、乙状结肠下的这个肿瘤除了朝肠腔长，也向外面长——肠道外面的浆膜已经被侵犯了，甚至有局部转移。

这是个不好的消息，意味着手术要切除的范围可能更大了，必须切干净才行。

"我的肛门能保住了"

一切准备妥当了，外科医生跟林女士及王伯沟通："这个情况肯定首选手术切掉肿瘤。肿瘤长在大肠上，我们把肿瘤切掉，同时把肿瘤旁边的肠管也切掉一部分，就是说尽可能去除被肿瘤侵犯的部分，这样会更安全一些。就好像我们吃甘蔗一样，你发现有一段甘蔗被虫咬了，你会切掉这块，还会把周围连带的一部分也切掉，多切一点就保险一些，但也不能切太多，再切几刀这根甘蔗就没了。"

林女士似懂非懂地点头。自从发现结肠癌后，她的心情就跌落到了谷底，也没告诉周围的朋友，包括一起跳舞的那些队友们：这不是什么好事，没必要让旁人知道。

"那我的肛门还能保得住吗？"林女士突然问了医生这个问题。她昨晚一宿没睡，就在网上搜索资料，知道这种类型的结肠癌（靠近直肠）有可能保不住肛门，因为医生可能为了安全，会把肛门一起切掉。如果没有肛门，生活会变成什么样，林女士根本不敢想。

"根据你的情况，我们讨论后决定做保肛的，就是说可以不切肛门，这样对你以后的生活质量影响不太大。"外科医生说。

听了这句话，林女士眼泪飙出来了，她胸口的一块大石头终于落地了。

"我们把肿瘤切了后，再把两端的肠管缝合起来，以后还是能够正常排便的。"外科医生继续解释，"但这样做也是有风险的，比如术后可能会发生吻合口瘘。"说完后，外科医生又很形象地给他们解释了什么叫吻合口瘘。

瘘（lòu），指的是身体内因发生病变而向外溃破所形成的管道，病灶里的分泌物由此流出。简单来说，吻合口瘘就是肠管缝合后可能会有炎症水肿，导致缝合的地方又破裂了，大便从这里漏出来污染腹腔，会引发严重问题。

但林女士已经没有心思听这些了，她现在的脑子里只有一句话：

"我的肛门能保住了。"

"我的手术伤口会不会很大？"林女士缓了一下，又问了这个问题。她是跳广场舞的，有时候还要穿一些露肚脐的衣服，如果肚子上有一道大伤疤，那多煞风景啊。

"不会的，我们做的是腹腔镜手术，是微创手术。"外科医生说，"到时候肚子上只有几个孔，时间一长孔都长好了，不仔细看看不出来。当然了，如果手术过程中发现情况比较复杂的话，还是有可能改成剖腹手术的，那样的话伤口就比较大了。"

听说母亲要手术，林女士的儿子也从外地赶了回来。

手术前，外科医生安慰林女士："不用担心，这样的手术我们一年会做上百台，比较熟练。你睡一觉醒来就好了。"但医生对王伯和他儿子还是要把各种情况都讲明白的："手术不能保证100%的安全，任何意外都可能发生。要认识到这点，同意了咱们就签字，开台。"

家属同意了，签字手术。

情况有变，安全第一——微创改开腹

林女士躺在手术台上，说不紧张那是骗人的，骗得了人也骗不了心电监护，因为心电监护能看到患者的心率是加快的。

外科医生从容、淡定，手术一开始很顺利。腹腔镜手术与胃镜、结肠镜类似，医生会把几根管子插入患者腹腔，管子末端是有摄像头和操作杆（钳夹或切割刀）的，摄像头会把图像传输到旁边的显示屏，医生看着显示屏操作。这个还是很考验医生的熟练程度的，因为要看着屏幕来操作。屏幕毕竟是二维的，而我们现实世界是立体的，会有些不一样。下刀的力度、深度、幅度等都需要大量的实践才能了然于胸。

但这些东西对台上的几位医生来说都不是什么难题，看看他们的头发就知道了，年资最高的那位已经是光头了。

腹腔镜进入肚子一看，哎呀，有问题。

患者直肠上方这个肿瘤跟周围组织有比较明显的粘连，而且解剖结构看起来有些复杂。腹腔镜下想切掉这个肿瘤有相当大的难度，即便硬是把肿瘤切掉了，可能也没办法很好地止血或清扫周围淋巴结。

总之一句话，腹腔镜下干这个活，难度很大。

主刀医生马上拿定了主意，说："咱们改开腹手术吧。不要勉强，没什么比安全更重要。"

主刀医生脱了手套和手术衣，洗手后出去跟家属亲自沟通。

家属听说中途要改开腹，吓哆嗦了，患者的儿子更是紧张万分。主刀医生只好安慰他们说："肿瘤跟周围组织粘连严重，开腹做胜算大些，一般都可以搞好的。"

家属连声答应，"怎么安全怎么来，一切听主任你安排。"王伯说。

获得家属授权后，主刀医生重新上台。

无影灯下，几位医生忙忙碌碌，奋战了几个小时，终于把肿瘤完整地切出来了，也清扫了周围的淋巴结。还好没有造成大出血。

切掉肿瘤后，再把两端肠管重新吻合起来。

确认没有出血，确认吻合好了，主刀医生才下令关腹。

手术比较顺利。

林女士有高血压，而且这次手术时间偏长，为了安全考虑，她术后被送入了ICU监护。第二天林女士顺利苏醒、恢复，生命征很稳定，就转回了外科继续治疗。

王伯和儿子守在林女士床边，将她伺候得无微不至。医生说："这几天还不能吃东西，而且要观察有没有放屁。这很重要，一定要留意有没有放屁。"

消化道手术患者，术后及时放屁（肛门排气）就代表肠道恢复了蠕动，这的确很关键。

到第三天，林女士精神好了一些，终于放了个屁。

这乐坏了王伯。

可是意外又来了。

发热、腹痛、白细胞计数升高……

这天下午，林女士突然发热，最高到39℃。医生过来一看，眉头皱了起来。他检查了患者的肚子，压痛似乎比以前明显了，本来外科手术后患者的肚子肯定是有疼痛的，毕竟有伤口，但一般情况下疼痛应该是逐渐减轻的。现在是手术第三天，患者的肚子疼痛似乎加重了。

更要命的是，今天早上抽血化验的结果显示白细胞计数升高了。白细胞是人体卫士，它数量增多了，多数是因为细菌感染。

这不得不让人抓狂。外科医生虽然没有明说，但是心里肯定是纠结的。难道是腹腔情况有变化？难道是腹腔还有感染？或者是，吻合口瘘了？

一想到吻合口瘘，外科医生就后背发凉，鸡皮疙瘩都起来了。吻合口瘘是外科医生的噩梦。这意味着肠道缝合出了问题。不管是什么问题，反正就是有问题，否则缝合的地方怎么会破裂了呢？如果是轻微的瘘那还好，经过抗生素、引流等保守治疗可能可以恢复。如果是严重的吻合口瘘，患者的肚子会迅速填满大便、脓液等，这对腹腔是致命污染，对患者也是致命打击，患者甚至会马上休克。如果抢救不及时，患者随时死亡，即便抢救及时也未必救得活。

就在外科医生思考的瞬间，他发现了一个细节，这个细节终于粉碎了外科医生的最后一点侥幸。

那就是患者的腹腔引流管引流出一些脓液，而且越流越多。

这意味着患者的肚子里面都是脓液，而最可能的原因就是吻合口瘘，肠道破裂了，里面的粪水流了出来。肠道里面都是细菌，这些细菌落入腹腔，后果可想而知，脓液也是在所难免的了。

这几乎确定就是吻合口瘘了！

逻辑上说得通。

医生们一讨论，赶紧换最好的抗生素，补液扩容，充分引流，看看能不能抑制住感染，然后补充白蛋白等药物促进伤口愈合，减轻水肿。吻合口瘘不常见，但也绝对不少见，这样的结肠癌切除术，术后吻合口瘘的发生率有5%～15%，多数相对轻微，少数会很严重。

大家当然希望保守治疗能够过关，否则就要"二进宫"了。"二进宫"对患者的打击很大，对外科医生的打击也很大，所有外科医生都不愿意"二进宫"。

但很多时候，不由得你愿不愿意了。

不能再拖了，必须"二进宫"

经过半天时间的观察，患者情况并没有好转，反而转差，脓液还在持续地流出来。患者的呼吸也变得急促了，血压有下降的趋势。

林女士变得更紧张了，本来好不容易熬完了手术，没想到又出了这么严重的并发症。王伯跟儿子着急地跟热锅上的蚂蚁一样，几分钟就找一次医生，问怎么还没好起来。

患者感染性休克了！

医生头也大了。

最担心的事情还是发生了。

此时此刻，没有别的办法了，容不得迟疑，必须再送手术室！再次剖开肚子，搞清楚是不是吻合口瘘。如果是，尽快冲洗干净腹腔，然后处理伤口。

主刀医生找到家属，告诉他们需要第二次手术，否则怕挺不住。

这一句话彻底吓坏了王伯，也激怒了患者的儿子。年轻人查过很多资料，质问道："为什么会有这样的并发症，是不是手术没做好？"

主刀医生脾气好，加上出了并发症，理解家属的焦虑心态，并没有生气，而是说："出了并发症我们都不愿意看到，我们会迅速处理。再说，手术风险一直存在，你们术前也都是签字认可的。现在救人要紧，先不要这样埋怨吧？"

大家都为难。

先别说这么多，送手术室再说。

家属再次签了字，同意手术，也沟通了费用的问题。

主刀医生打开患者的肚子，被眼前的情景惊呆了。

患者肚子里满满的都是脓水，还有一些脓苔覆盖在肠道表面，直肠、乙状结肠吻合口那里有很多粪水，腹腔已经被严重污染了。主刀医生反复用生理盐水冲洗腹腔，足足冲洗了20分钟，才发现的确是吻合口瘘。明确看到吻合口这里水肿破裂，肠道里面的粪水流了出来，搞得整个腹腔都是，一塌糊涂。

主刀医生边洗边流汗，搞了十几年这样的手术，今天是第一次遇到这么严重的吻合口瘘。台上大家神情严峻，谁也不敢开口说话。

想重新缝回去是不可能了，因为肠道肿胀很明显，强硬缝合只会造成更大的破裂，而且目前也根本缝合不了。

那就唯有拆开缝钉，让直肠远端闭合，然后直接把乙状结肠这边拉出腹壁，造瘘。这是什么意思呢？简单来讲，一根肠子，中间长了肿瘤，我们现在把肿瘤切掉了，也就等于把肠子切为两段了。第一次手术切掉肿瘤后，医生直接把两段肠子续接回来了。现在发现续接的地方烂了，再勉强维持续接状态是不可能的。只好重新分开它们，把下面这段结扎了。为什么呢？因为这段肠子的末端就是肛门，通大气的，封住它以绝后患。而上面这段，因为它连接着整个消化道，胃、小肠的内容物还是会源源不断地转运过来。如果任由这段在腹腔里面摇晃，那么大便还是会排进腹腔，这是不允许的。我们必须想办法把大便排出体外，所以就只好在腹壁上挖个洞，然后把这段肠管伸出体外，让大便排出来，这就是乙状结肠造瘘。

等以后患者情况稳定了，肠道水肿消退了，如果有机会，再把这两段肠管重新接驳回来，这叫二期手术。造口是临时的，不是永久的。

在手术过程中，患者的血压一度低至70/40mmHg，不得不大量补液、使用升压药维持。

患者真的是九死一生了。

主刀医生处理好两段肠管后，再次确认没有别的地方瘘，腹腔也清洗干净了，才关腹。同时留了好几条腹腔引流管，一方面医生容易评估，另一方面也起到引流的作用。万一再有瘘或别的问题，液体能及时流出来。

术后林女士再次被送入ICU。

林女士这次回到ICU，跟上次的状态完全不同。上次就是一个普通的术后患者，而这次，林女士的一只脚踩在了鬼门关上。因为她已经有感染性休克，并且有严重的肺部损伤了。一般来说，当身体其他部位有严重感染时，肺部都会受到波及。

好不容易扛到了第二天，患者的肾脏也不好了，血肌酐变高，尿也少了。

患者的病情危重，人处于昏迷状态，血压需要大剂量升压药维持。医生说服了家属，给患者做血液滤过（类似血液透析）；呼吸用呼吸机维持，氧浓度一度调高到100%。

林女士，似乎很难再回来了。

家属来ICU探视时，哭得双眼通红。

"不管如何，全力以赴"

从发病到手术，再到ICU，一切进展得太快，家属还接受不了这样的变化。

"不管如何，全力以赴！经济上我们还能顶得住，该用什么药就用什么药！"王伯探视时，一边擦眼泪一边表态，"房子留着也没用，如果真需要，可以卖了。"

也许是上天眷顾。

　　住进ICU的第7天，患者的情况有所好转。一方面是呼吸机氧浓度可以逐步下调了，另一方面是升压药的剂量逐步减小了，患者的尿量也逐步增多了。

　　这些都是好消息。

　　患者之所以能够好转，主要是因为她及时做了第二次手术。医生给她清理了腹腔，做了乙状结肠造瘘——大便都排到体外，而不是落入腹腔。之后ICU医生用了强力抗生素和对症支持治疗，当然也少不了护士的悉心照料。

　　到第15天，患者终于脱离了呼吸机。

　　患者清醒了。人也瘦了一大圈，皮包骨还不至于，但瘦20斤还是有的。

　　起初林女士还比较抑郁，毕竟大病初愈。后来转入普通病房后，跟家属的互动增多，她才缓过神来。这回算是真正活了过来。

　　在这前后差不多一个月的时间里，林女士几次差点踩进鬼门关。

　　当然，外科医生也是惊出几斤冷汗。

　　外科手术没办法保证100%的成功率，虽然医生和患者都努力想要这样的结果，但现实有时候不如人意。这时候就需要医生和患者及家属充分沟通，尽量让大家做到知情理解。不管如何，医生都要全力以赴。毕竟当患者发生术后并发症时，对于医生来说可能是讨论及想办法弥补，但对患者来说就是生死大事。

结直肠癌的发病人群越来越年轻化了，三十几岁的结直肠癌患者也不是没有。但传统上我们还是认为40岁以上的人才属于高危，所以医学界建议，凡是40岁以上，并且有以下任何一个表现者应列为高危人群：

（1）I级亲属有结直肠癌病史（I级亲属指的是父母、子女、同父母的兄弟姐妹）。

（2）有癌症史或肠道腺瘤、息肉史。

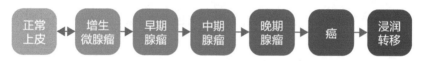

结直肠癌癌变过程模式图

（3）大便隐血试验阳性者。

如果你是高危人群，推荐做结肠镜检查。

[15]

长期腹泻，居然和它有关？

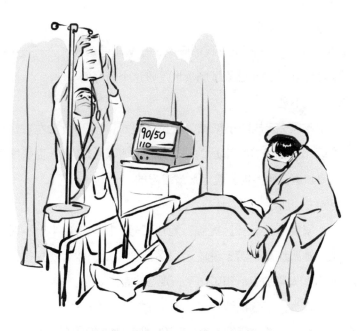

患者低血容量性休克，加紧补液抗休克治疗

吃完泡椒凤爪，中年妇女腹泻不止

患者姓黄，52 岁中年女性。

这两个多星期她真的是受够了，天天起床第一件事就是奔去洗手间，过一会儿又要去。一天能拉 10 次左右。

起初，她的丈夫数落她："叫你不要吃那么多鸡爪子，偏不听！这下好了，肠炎了，赶紧去买点药吃吧。"

黄女士也懊恼，估计真的是吃了太多鸡爪子的缘故，自作自受。她先跟领导请了假，休息几天；又在药店自行买了药，盐酸小檗碱之类的，希望能有所帮助。

"如果真的是细菌感染导致的肠炎，盐酸小檗碱或许会有效……"黄女士自言自语，"去年感染了肠炎也是吃这个药好的。"

可惜这次不灵了。

黄女士吃了 2 天盐酸小檗碱，该拉还是拉，一天 10 次左右，每次排便都像喷出来的一样。幸运的是，她的肚子不怎么痛，否则早就受不了了。要知道，腹泻伴随腹痛是最难忍的。

不能光去药店了，得看医生。

黄女士家楼下就有社区医院，她挂了号，排队将近半个小时，见到了医生。她跟医生诉苦，说吃了很多泡椒凤爪，然后就狂拉，每天拉 10 次左右，太影响生活和工作了，现在班都上不了。

医生抬起头，下意识地看了一眼她的屁股，问："大便带了吗？"

黄女士愣了一下，哭笑不得："啊？带大便来干什么？大便能随身带吗？"

医生知道她没有随身带大便，便接着问："大便的颜色、形状怎么样？成型的还是稀烂的，或者是水样的？有没有血便？"

黄女士说："大便基本上都是黄色稀糊状的，像那种……肉泥一样……"黄女士也难以想象自己会这样描述，但是，真的很像。

医生埋头开医嘱，问："有没有发热？有没有腹痛？有没有恶心、呕吐？"

"都没有，其他都挺好的，就是狂拉。"黄女士有点尴尬地说。此时她精神都差了一些，腿都软了。幸亏家里是坐式马桶，要是蹲厕，那这双腿都废了。

社区医生认为是急性肠炎，让黄女士留了大便查便常规，然后开了药给她，主要是一些口服的抗生素、肠道黏膜保护剂。医生还嘱咐黄女士要多喝盐水。

便常规结果出来了，没有看到白细胞、红细胞。奇怪了，如果真的是急性肠炎，一般都是细菌感染导致的，那么白细胞、红细胞多少都会有点升高，但黄女士的大便却几乎是正常的。这出乎社区医生的意料。

先吃药观察吧。

黄女士拿了药回家，吃了一天，一点效果都没有。家里的卫生纸都被消耗干净了。

当天晚上，又拉了好几次。这次拉完之后，黄女士头有些晕了，精神也差了。丈夫很担心，说："不能再拖了，得去大医院看看。"

黄女士本不想去，嫌麻烦，但拗不过丈夫的坚持。他们打车来到当地三甲医院急诊科。

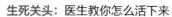

腹泻也有致死危险：刚进医院就进抢救室

此时已经是晚上9点，正是急诊科忙得不可开交的时候。

还是我们的老熟人老马值班。

老马给黄女士量了血压，只有90/50mmHg，心率为110次/分。

这样的血压，足够引起急诊科医生的警惕。老马赶紧让她进抢救室，躺着接上心电监护。

黄女士被这严阵以待的架势吓了一跳。

老马听黄女士说腹泻了半个多月，而且吃的东西也少，怀疑她是低血容量性休克，必须进抢救室。因为任何休克患者，都可能在短时间内发生心跳骤停。

这绝对不是闹着玩的。

普通人没见过先腹泻然后死掉的，但是急诊科医生见过，而且不需要多见：只需要见过一次，就足够医生长记性了。

严重腹泻，又吃得不多，当然会丢失水分、电解质。丢失水分过多会出问题，丢失电解质过多也会出大问题，比如腹泻可导致低钾血症。钾离子是维持心脏功能的关键离子，如果钾离子丢失太多导致缺乏，那么心脏功能会变紊乱，可以表现为各种心律失常，最严重的就是心室颤动，然后心跳骤停。

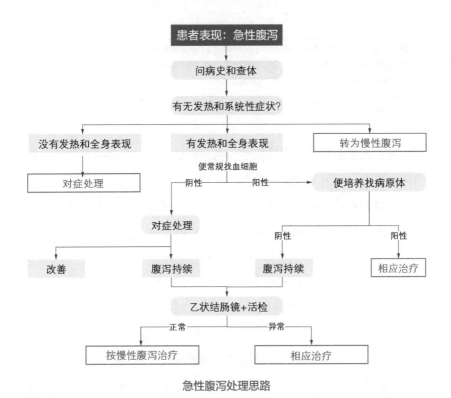

急性腹泻处理思路

这些都是有过鲜血淋漓的教训的。

老马立即让护士给黄女士打了留置针，而且打一针还不够，要打两针——左手背一针，左脚一针。通过两处静脉通道大量、快速补液，尽快补回失去的水分。

老马说："见过腹泻严重的，很少见你这样腹泻到低血压都不喝水的。但凡你多喝点水，血压都不至于这么低啊。你不口渴吗？"

"有点口渴，但我平时不怎么爱喝水。"黄女士有点懊恼。

老马一边让护士紧急输液，一边让护士抽血，送去化验各种指标。

急性腹泻病因

1. **肠道疾病**：各种感染性肠炎、急性出血性坏死性肠炎、抗生素相关肠炎
2. **急性中毒**：如河豚、鱼胆、桐油等及化学药物如砷、磷、铅、汞等引起的腹泻
3. **全身性感染**：败血症、伤寒、副伤寒、钩端螺旋体等
4. **其他**：变态反应性肠炎、过敏性紫癜、某些内分泌疾病（甲亢危象等）、服用某些药物（如氟尿嘧啶、利血平等）

听了黄女士及其丈夫的描述，老马考虑还是肠炎的可能性大。但细菌、病毒、真菌等都会导致肠炎，抗生素只能治疗细菌感染，不能对付病毒和真菌；而且不排除其他可能性，比如有没有食物中毒，有没有慢性肠道炎症性疾病，等等。

"以前有过什么疾病吗？"老马问黄女士。

黄女士不假思索地说有过高血压，不过后来好像又好了，没吃药。5年前患过一次急性胰腺炎，当时很辛苦，住院差不多1个月才好转出院。

这话让老马警惕了，差点忽略了胰腺炎。患者没有腹痛，没有暴饮暴食病史，一般来说不容易联系到急性胰腺炎，但疾病的症状千变万化，很多是不典型的。单纯腹泻的胰腺炎也是有的。如果真是胰腺炎，误诊就麻烦了，万一是重症胰腺炎就糟糕了。

老马又多开了一个医嘱，抽血查胰腺炎两项（淀粉酶、脂肪酶）。本来这是腹痛、腹泻、腹胀患者的常规检查项目，但因为患者只有腹泻而无其他表现，所以老马一开始没打算查。现在听说患者以前得过胰腺炎，那就要警惕了。

黄女士都配合检查。

经过输液，黄女士的血压稍微好了一些，提升到106/60mmHg，但心率还是快，110次/分。头晕也好一些了。

顽固腹泻的真凶是谁？

抽血结果出来了。

肝肾功能基本上是正常的。血常规显示患者有点贫血，血红蛋白仅有102g/L（女性正常值为110 ~ 150g/L）。电解质是重点，患者果然有低钾血症，血钾只有3.2mmol/L（正常值为3.5 ~ 5.5mmol/L）。胰腺炎两项是正常的，心肌酶、肌钙蛋白也都是正常的。

规培医生帮忙做了心电图，结果是正常的。

之所以要做心电图，这都是有教训的。极少数心肌梗死患者会仅仅表现为腹泻、腹痛，而无胸痛，只能借助心电图识别。心电图没有辐射、便宜，又无痛苦，可以反复做。黄女士既往还有高血压病史，尤其要警惕心肌梗死。

不是心肌梗死，目前看起来也不是急性胰腺炎。如果真的是胰腺炎，那么血里面的淀粉酶就会升高。因为淀粉酶多数是藏在胰腺内的，一旦胰腺有损伤，这些酶就会释放入血。患者的淀粉酶正常，可以暂时不考虑胰腺炎了。

"先继续补液扩容，补充电解质。然后请消化内科会诊，查找腹泻原因。搞不好要住院治疗……"老马对黄女士说，"你这个不一定是肠炎，因为肠炎一般拉不了这么长时间。可能还是有其他问题，比如肠道肿瘤或慢性炎症什么的。"

这话又吓了黄女士一跳。不就是吃错东西拉肚子了吗？怎么又牵涉肿瘤了呢？

但她还是选择听医生的，毕竟在家拉肚子的感觉太难受了。住医院的话还能随时找医生，顺便做个全身体检也是可以的。

消化内科医生来看了，认为不像急性肠炎，首先时间比较长了，急性肠炎很少超过2周。另外患者没有腹痛，没有恶心、呕吐，没有发热，也不符合一般的肠道感染情况。

的确要警惕肿瘤、慢性炎症或其他问题。

那就住院吧。

住院后继续补液治疗，黄女士的头晕有改善，复查电解质也基本上恢复了正常。医生给黄女士仔细检查了心肺腹，没有发现太明显的异常。

第二天主任查房，分析了腹泻的各种可能性："患者腹泻将近20天，还属于急性腹泻范畴。急性腹泻病因也很多啊，最常见的就是肠道疾病，比如病毒、细菌、真菌、寄生虫感染导致的肠道疾病，还有克罗恩病、溃疡性结肠炎急性发作、急性缺血性肠病，等等。此外一些食物中毒也是要考虑的，患者吃过泡椒凤爪，这个也是要警惕的。"

最后主任说："患者这个年纪，首先得排除肿瘤可能，先安排结肠镜吧。"

结直肠癌会导致腹泻、腹痛，少数只有腹泻，中年女性要警惕。

黄女士忧心忡忡。

第3天安排了结肠镜检查，结果很快出来了，还好，没有看到肿瘤的迹象。肠道黏膜也基本上是正常的，没有溃疡、溃烂等表现。

奇怪了。

黄女士还在拉，每天还能拉很多次。吃了止泻药，似乎好一些。

但最起码不是肠道肿瘤，她稍稍宽心了。

医生却糟心了。

到底是什么原因导致的顽固腹泻呢?

多科室医生集思广益，不放过每一种可能性

上级医生查房，提出了很多其他的可能性："比如上个月咱们科治疗的那个28岁女孩子，系统性红斑狼疮，她就有顽固性腹泻，咱们这回要排除自身免疫性疾病的可能。此外，患者既往有过胰腺炎，我们要警惕她有慢性胰腺炎或胰腺癌的可能。做腹部增强CT扫描吧，看清楚腹部情况。"

一听到胰腺癌，管床医生也头大了。患者有过胰腺炎病史，那么胰腺再次受伤的可能性还是蛮大的。尤其是患者这半个多月瘦了将近10斤，万一真是胰腺癌，那基本上就等同于判了死刑。

"医生，我到底是什么病啊? 再拉下去都快要死了。"黄女士找到管床医生哭诉。

"现在我们也不好说什么原因，先做检查，看清楚再说。"管床医生不敢告诉她有胰腺癌可能。没必要这么早说，万一不是，又把人吓个半死。

胰腺癌的症状多种多样，最常见是腹痛、体重减轻、黄疸（胰头癌最常见，90%有黄疸），此外还有胃口差、消化不良、腹泻，等等。从患者的病史来看，不太支持胰腺癌。但临床诊断讲究的是证据和排查。在没有确诊之前，可疑的诊断都要排查。黄女士既往有过急性胰腺炎病史，不排除有慢性胰腺炎的可能，而慢性胰腺炎是胰腺癌的危

险因素。

最要命的是，黄女士还有喝咖啡的习惯，她几乎每天早晚都要喝一杯咖啡。要知道，长期大量吸烟、饮酒、喝咖啡等是导致胰腺癌发生的高危因素。

不想那么多了，做了腹部增强CT就清楚了。

那天下午，黄女士被直接推去做了CT。

结果也很快出来了。幸运的是，肝胆胰脾都没有明显的异常，尤其是胰腺，没有任何胰腺癌表现。如果真有胰腺癌，只要肿瘤>2cm就可以明确地看到。当然，如果是很早期，很小的肿瘤未必能看到。

但综合来看，还是不支持胰腺癌的。因为CT看到的胰腺大小是正常的，轮廓也基本正常；再加上之前查的各种指标都没有明显降低，所以黄女士没有慢性胰腺炎，也没有胰腺癌。

腹泻估计不是胰腺疾病导致的。

那会是什么原因？

风湿免疫全套抽血项目的结果也出来了，基本上都是正常的。综合来看，不支持系统性红斑狼疮和其他的免疫性疾病可能。

转机！一次不正规的会诊后，出现新思路

这天下午，主任查房，刚好看到内分泌科医生在看隔壁床患者。隔壁床是位胃溃疡同时有甲状腺功能减退（简称甲减）的患者，请了内分泌科医生会诊。

内分泌科医生看完患者刚想走，就被主任拉住了，让她帮忙看看

黄女士。"黄女士有不明原因的顽固性腹泻，会不会有你们内分泌科的问题呢？"主任问。

内分泌科医生驻足，扭头望了一眼患者，轻轻说了声："顽固性腹泻啊，我们科较常见的就是甲状腺功能亢进（简称甲亢），肾上腺皮质功能减退也会有腹泻。要不要查个甲状腺功能看看？"

内分泌科医生还没有评估过患者，仅仅是随口一说。她又认真看了黄女士一眼，自言自语说没有突眼，手没有震颤。

"看看吧，我们现在找不到原因，说不定是你们科的问题。"主任半开玩笑地说。

内分泌科医生随后简单地问了黄女士几个问题，有没有容易激动、烦躁失眠、心悸、乏力、怕热，有没有容易出汗、食欲亢进，月经量有没有过多或过少，等等。

这些都是典型的甲状腺功能亢进症状。

黄女士一一否认，她就是腹泻，大便次数多而已。

内分泌科医生迟疑了一下，说："看起来不像我们科的疾病，但也不能完全排除。有些不典型的甲亢，比如淡漠型甲亢，表现是乏力、心悸、胃口不好、腹泻等。你们给她查个甲状腺功能看看吧。"

"好，马上安排。"主任说。

当天黄女士抽了血化验甲状腺功能，第二天结果就出来了。

患者的甲状腺激素指标明显升高！"这就是甲亢啊！"管床医生兴奋地喊了出来，赶紧打电话请内分泌科医生再过来指导。内分泌科医生看了报告后，结合黄女士的情况，说："患者没有典型的甲亢高代谢表现，反而是有些抑郁、胃口不好、乏力，应该是淡漠型甲亢。"

淡漠型甲亢也被称为隐蔽型甲亢，是甲亢的特殊类型。多发生于老年人，偶尔会有中年人发病。该甲亢症状极度不典型，容易误诊、漏诊。而恰恰这种甲亢会表现为长期慢性腹泻，而且没有腹痛，同时伴有食欲缺乏、消瘦、乏力，没有怕热、食欲亢进、大量出汗等高代谢症状。

一般来说，甲亢患者的心率都是增快的，但淡漠型甲亢不会增快，心率很少超过100次/分。黄女士一开始心率很快，不一定是甲亢造成的，估计是当时缺水、血容量低导致的。

黄女士被诊断为淡漠型甲亢。

治疗用了抗甲状腺药物——丙硫氧嘧啶。很快，黄女士的腹泻就止住了。

黄女士感叹道："已经将近一个月没这么清爽了，一天只有一两次大便，这种感觉真是好！"

这样的治疗效果再次验证，黄女士的确是因甲亢导致的腹泻，不是肠炎，不是肠道肿瘤，不是胰腺癌，不是胰腺炎。

甲亢这个病，青年、中年、老年都可能发病，要警惕。

跟大家分享部分具体的腹泻原因：

肠道感染

多由病毒（轮状病毒、柯萨奇病毒等）、细菌（大肠杆菌、霍乱弧菌、痢疾杆菌等）、寄生虫（阿米巴原虫、梨形鞭毛虫等）引起。由肠道感染所引起的腹泻，通常是急性发作。

全身性疾病

常见于败血症、甲状腺功能亢进、糖尿病、系统性红斑狼疮等。比如甲状腺功能亢进患者由于肠蠕动加快，可出现腹泻症状。

肠道非感染性疾病

如炎性肠病、缺血性结肠炎等，由于消化道发生炎症反应，因此会出现腹泻症状。

胃肝胆胰疾病

如慢性胃炎、慢性肝炎、肝硬化、慢性胆囊炎等均可引发腹泻症状。肝硬化患者由于其肝功能减退，稍微进食油腻的食物便可引发腹泻症状。

肠道肿瘤

如结直肠癌、小肠恶性淋巴瘤等。结直肠癌患者由于其排便习惯和粪便性状改变，通常出现腹泻和便秘交替的情况。

由上可见，一个疾病的诊断是需要消耗医生很多脑细胞的。希望医患多些沟通，多些信任。医生尽早明确诊断，给予患者恰当治疗。

[16]

腹痛不是小事

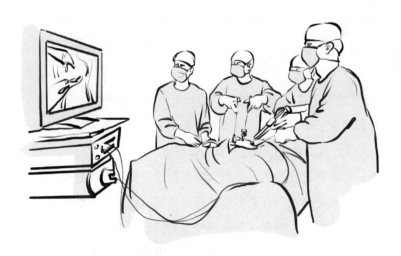

外科医生给患者做腹腔镜手术，没想到发现了重大问题！

极具迷惑性的腹痛

半夜，急诊科依旧忙碌。

来了一位30岁的男性患者，说是肚子痛，痛了很久，本以为睡一觉会好一些，没想到半夜更痛了。没办法，他只好打车来医院看急诊。

接诊的老马，一个在急诊科摸爬滚打了十多年的"老兵"，说他最怕遇到腹痛患者。因为腹痛的病因千千万，稍不留意就会掉坑，甚至引火烧身。

"痛了多久了？"老马问患者。

"从中午开始，到现在差不多有10个小时了。"患者皱着眉头，手捂住肚子说。看得出他真的很痛。

"哪里最痛？"老马让患者躺在检查床上。

"这里，"患者指着自己的右下腹说，"胀痛，有时候重一些，有时候轻一些。"

"一开始就是这里痛吗？"老马边检查患者的腹部边问。

患者犹豫了一下，说："不是的，最开始是肚脐周围痛。但后面又缓解一些了，反而是右下腹这里痛得最厉害。"

老马听患者这样描述，心里大概有数了：搞不好就是典型的阑尾炎。急性阑尾炎患者一开始多数是肚脐周围疼痛，后面病情进展了才会变成右下腹疼痛。为什么会这样呢？原因很简单，因为阑尾就是在右下腹。阑尾炎一开始时，炎症不剧烈，由于腹部脏器的神经传导比较复杂，会有交错，大脑刚开始以为是肚脐周围的问题，所以表现为

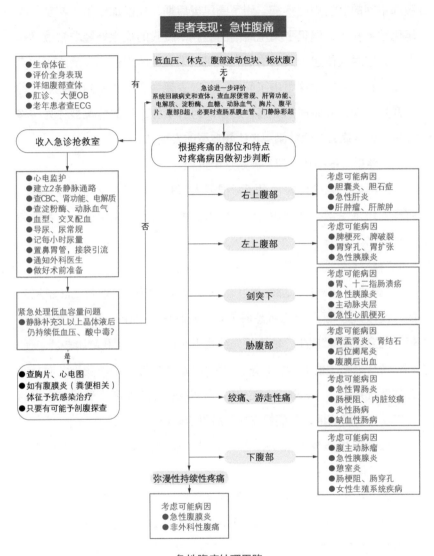

急性腹痛处理思路

腹部中间的肚脐周围疼痛。到了阑尾炎后期，炎症加剧了，甚至是阑尾化脓穿孔了，侵犯了阑尾周围的腹膜，腹膜的痛觉神经非常敏感和专一，这时候传递给大脑的信息才纠正了大脑的误读，大脑终于知道原来是右下腹阑尾这里出了问题，所以表现为右下腹剧烈疼痛。这种一开始表现为肚脐周围疼痛，后面改为右下腹疼痛的情况被称为转移性右下腹疼痛，是急性阑尾炎比较典型的表现。

按照患者的描述，似乎就是这个过程。

阑尾炎在急诊科太常见了。很多人都有，有些人忍忍就过去了，有些人用抗生素会好一些，但有些人必须把发炎的阑尾切掉，否则会一直恶化。

"有没有恶心、呕吐过？"老马再问患者。

"有的，有恶心，想吐没吐出来。今天没怎么吃东西，肚子空空的，没什么好吐了。"患者愁眉苦脸，表情有些狰狞，看来真的痛得不轻。他接着说："医生，能不能先给我用些止痛药，让我舒服些。"

老马拒绝了他的请求，说："你现在腹痛的原因还不明确，而且你总体情况还行，生命征是稳定的，我不能贸然给你用止痛药。止痛药会掩盖真实的病情，我们做完检查后再给你用些药吧。"

患者似懂非懂地点头，额头上已经在冒汗了。护士量了体温，38.2℃，有点发热。

老马给患者查了腹部，腹肌有点紧张，不是太严重。腹肌紧张一般意味着腹腔内的炎症可能波及了腹壁、腹膜。老马用手指在患者的右下腹阑尾所在处（麦氏点）压了一下，患者痛得叫了出来。

嗯，这样看来真像是急性阑尾炎了。又给患者做了几个其他的体格检查后，老马下的初步诊断是急性阑尾炎。

会不会是其他问题？急性胆囊炎？肠梗阻？肠穿孔？胰腺炎？不像。老马自己内心有了主意。

"先去做B超吧，看看腹部情况。如果明确是阑尾炎，可能需要手术切掉阑尾。"老马给患者提前做心理建设。

患者听说要手术，登时更害怕了，问能不能保守治疗。

老马说："阑尾炎可以保守治疗，多数人可能会好转，但有风险。万一保守治疗效果不好，发生阑尾化脓、坏疽、穿孔等，手术就复杂了。本来没有并发症的阑尾炎手术是很简单的，一旦有并发症，就考验我们外科医生的技术了。"

患者不置可否："先做检查吧。"做B超前，护士过来抽了血送化验。

患者被推去做腹部B超，同时还做了泌尿系统B超。虽然患者的临床表现看起来像急性阑尾炎，但是仍不能排除肾结石、输尿管结石等可能。老马自认为可能性不大，因为刚刚查体时患者的腰部没有疼痛，也没有叩击痛，不像泌尿系统结石。

但一切应该用证据说话。

B超结果出来了，看到结果，老马有点惊讶。

阑尾炎？胆囊炎？

这是个无辜的阑尾啊，它看起来还是完好的。患者的阑尾没有明显的肿胀，形态完好，影像科医生认为不是急性阑尾炎。

老马皱眉，竟然不是阑尾的问题。看来临床症状也不总是那么可靠的，患者明明有典型的转移性右下腹疼痛病史，查体时阑尾麦氏点也是压痛明显，却不是急性阑尾炎。

老马一开始不太相信，动员患者再做CT看清楚一点。B超会受到很多因素影响，看错了也有可能，CT则靠谱得多。

老马之所以动员患者再做CT，还有个原因是B超没看到阑尾炎，却看到了胆囊炎、胆囊结石。

这让老马更加糊涂了。

典型的胆囊结石、急性胆囊炎会有右上腹疼痛，看清楚哦——是右上腹，不是右下腹。胆囊在右上腹，阑尾在右下腹，一般是这样的。一个右下腹疼痛的患者是胆囊炎？老马一时半会儿没办法相信。

而且刚刚查体时，患者的肝区、胆囊区叩痛都不明显。如果胆囊真有炎症，按理说医生在患者右上腹用拳头叩击，震动了胆囊，是会导致疼痛加重的。

还有一个让老马怀疑B超结果的原因是，老马刚刚给患者做了墨菲征检查，结果是阴性的。所谓的墨菲征，就是让患者平躺，医生用大拇指压迫患者的胆囊区域，然后让患者深吸气。如果真有胆囊炎，很有可能患者在深吸气的时候压痛会剧烈加重。因为深吸气时胆囊更加靠近腹壁，这时候用力压迫这个位置，肯定会疼痛加剧。

但患者没有。

所以，真不像是急性胆囊炎。

可我们也不能怀疑B超不靠谱，老马转念一想。于是老马让患者躺在检查床上，再次给患者查了腹部。患者此时仍然腹痛，但为了配合老马查体，还是乖乖

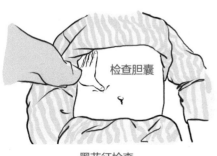

检查胆囊

墨菲征检查

地躺了下来。刚刚去做检查折腾了很久，他出了不少汗，一半是疼痛所致，一半是活动所致。

老马重新给患者做了墨菲征检查，这次，竟然是阳性了！

就在老马左手拇指用力向下压，同时嘱咐患者深吸气时，患者突然卡住了，他不敢吸气，大叫了出来："痛！"

真是见鬼了！刚刚明明是阴性的，现在重新做竟然又变阳性了。老马一脸的汗，看来B超结果是准的。患者有胆囊结石，发生急性胆囊炎是完全有可能的。

老马修改了诊断，患者应该是急性胆囊炎。可是为什么会有类似阑尾炎这样的转移性右下腹疼痛呢？老马自己也在琢磨。最让老马担心的一个情况是胆囊穿孔，如果胆汁留入腹腔，顺着右边腹腔流到右下腹，也是有可能导致右下腹疼痛的，因为胆汁刺激了局部腹膜。

这么一想，老马鸡皮疙瘩都起来了。要知道，胆囊穿孔可是很严重的外科急腹症了，药物是无法缓解的，必须开腹把穿孔的胆囊切掉，同时冲洗干净腹腔才有可能缓解疼痛；而且，如果耽误了，患者随时可能发生感染性休克，甚至死亡。

这样的悲剧不是没有发生过，老马越想越怕。

赶紧找外科医生来看。

在请会诊之前，老马让规培医生推患者去做了腹部CT，告知患者CT检查的必要性；同时给患者用了些解除消化道肌肉痉挛的药物，希望能缓解他的腹痛。患者听说可以打针了，眉头都舒展了不少，同意做CT。

这回CT看清楚了，的确是胆囊炎，但没有胆囊穿孔。

老马自己心里有数，胆囊穿孔没那么容易被CT看出来。试想一下，如果胆囊仅破了一点，即使CT每几毫米就扫描一层，也是有可能扫不到这个破口的，所以CT看不到胆囊穿孔是很正常的。

外科医生过来了，看了患者，摸了他的肚子，还看了CT结果，同意急性胆囊炎的诊断。

对于急诊科医生来说，鉴别胆囊炎、阑尾炎是家常便饭，简单得不得了，有时候闭着眼睛都能诊断。但临床不总是那么简单的，就好像眼前这位患者，有十多年经验的老马还是诊断错了，幸亏他及时做了辅助检查。

所谓的急性胆囊炎，一般是因为结石堵住了胆囊管，里面的细菌感染导致的。胆囊感染后会变得水肿、充血、增大，这时候CT能看出来。如果在胆囊炎初期就采取治疗措施，大部分胆囊组织可以恢复为原来的结构。但如果胆囊炎进一步加重，病变累及整个胆囊壁，甚至发生坏疽、穿孔，那就麻烦大了。

急性胆囊炎，先控制再手术

患者听说自己是胆囊炎，也愣住了："我这么年轻就得胆囊炎了？我的作息是很规律的啊。"他觉得非常委屈。

外科医生没有解答他这个问题，而是直接问他要不要手术。

"能不能不手术啊？"患者问。他还是很害怕手术。

"你这个胆囊啊，迟早都得手术切掉，留着是个祸害！"外科医生说，"但是今晚我们不会马上给你手术，还是先保守治疗，用些抗生素，再补充些能量。等你的病情稳定一些了，胆囊炎症轻一些了，我们再手术。"

事实上是这样的，处于急性胆囊炎急性期，开刀手术不大合适。因为在急性期，胆囊局部粘连可能比较严重，而且患者的全身情况不太好，手术难度大，手术风险也会更高。外科医生一般会建议先住院，用药物治疗一段时间，等到疼痛缓解了，炎症减轻了，再做手术切掉胆囊。

这样的战术，有点类似于"避其锐气，击其惰归"。

患者听了外科医生的解释，大致了解了自己的情况。既然不是今晚就手术，那就同意住院。

但是，外科医生话锋一转，说："如果保守治疗期间发现病情加重了、恶化了，那可能提示胆囊真的穿孔了或有其他的问题，就需要急诊手术了；或者保守治疗效果不好，也是要手术的。总之还是那句话，你这个胆囊，留着是祸害！"

外科医生说得很明白了。

住进病房后，患者的腹痛更剧烈了，他捂着肚子直叫。

外科医生检查发现，患者的肚子绷得紧紧的，这是急性腹膜炎的表现。

情况危急。

腹腔镜手术发现"罪魁祸首"

"看来真的不能排除胆囊化脓、坏疽、穿孔，或者有其他的可能性。反正不能再拖了，必须打开肚子看清楚。如果真的是胆囊穿孔，就切掉胆囊，冲洗干净腹腔。"外科医生对患者说。

"你家属呢？"外科医生问。

患者说在这座城市没有亲属。

外科医生通知了医院总值班，告诉他现在病房有患者没有家属，但是需要手术。

总值班收到消息后，通知了医务科。医务科给的批示是，让患者先缴纳一部分费用，由医务科代签字，事后再由家属补签。必须找来家属。

送入手术室前，患者给外地的哥哥打了电话。

患者的病情比来院时严重了，容不得拖延，必须手术。

做的是腹腔镜手术，微创。术前谈话已说好，万一手术复杂，途中可能会转为开腹手术。

腹腔镜一进入腹腔，医生就看到里面有几百毫升血水，跟洗肉水一样。这肯定是不正常的，正常的腹水没有这么多，而且应该是淡黄色的。

外科医生探查了胆囊，天啊。

胆囊看起来还好啊！没有穿孔，也没有很明显的肿胀。这跟平时见的胆囊炎差异太明显了。外科医生骂了一句粗口，说搞不好这个胆囊是"背锅侠"啊。

难道真的是阑尾的问题？

镜头往下走，翻开了阑尾。

阑尾也是晶莹剔透的，虽有轻微充血，但一点也不像"肇事者"。

也不是阑尾炎，更不是阑尾穿孔、化脓。

那会是啥？

外科医生手心冒汗了。

他冷静下来，逐步探查。这里肯定是有问题的，否则不会有这么多洗肉水样的液体在腹腔。

先看了回肠末端，没问题。

但镜头一闪，看到左下腹大网膜上有一块拳头大小的发黑组织。

外科医生心凉了半截，这块组织发黑了，看来是坏死了！

再仔细辨认，原来是大网膜自根部扭转了大约360°，扭转远端的大网膜缺血、坏疽。

凶手找到了。

有惊无险，跑在感染之前

导致患者腹痛的原因不是阑尾炎，不是胆囊炎，也不是其他的肠梗阻、穿孔、胰腺炎，而是大网膜扭转、坏疽！

外科医生长舒了一口气。

找到原因就好办，最害怕的是"逛"一圈都没发现问题。

什么是大网膜？很多人可能不知道这个解剖结构。我们腹部的内容物有很多，大家知道最多的估计是肝脏、胆囊、胰腺、胃、小肠、结肠，等等。大网膜也位于腹腔，简单理解，大网膜就像一层裙纱，覆盖在肠子表面。大网膜的上端连着胃底，这是固定的。由于某些原因，裙纱（大网膜）发生了扭转，那么里面的血管也会被扭转，这样一来，血管受压、变形，从而导致大网膜缺血、缺氧，最终发生坏疽。

大网膜扭转是个狡猾的家伙，它一开始蒙蔽了老马的眼睛，后来又干扰了外科医生，直至手术，才被抓个现行。

明确是大网膜扭转后，外科医生艰难地反方向松解扭转的大网膜，将其归位；然后切掉坏死的、没有血供的大网膜组织。

反复用生理盐水冲洗了腹腔，确认没有其他部位存在炎症、穿孔、化脓了，外科医生才谨慎地把腹腔镜退出。

手术结束。

天亮的时候，患者的哥哥来了。听说患者是死里逃生，他对外科医生千恩万谢，还主动去把医药费补齐。

外科医生心有余悸。如果这位患者一直保守治疗，恐怕他的整个大网膜都得废了，到时候腹部感染得一塌糊涂，患者肯定难以活下来。而急诊科老马和当班的自己都脱不了干系。

还好，有惊无险。

老马后来知道了，笑着说："万一你这个手术没做好，搞砸了，家属过来可能就不是交钱了，说不定会砸了你的招牌。"

外科医生也乐了，说："如果不剖开他肚子，怕是咱们两个都倒霉了。"

"算了吧，还是别把人往坏了想，大多数人都是讲道理的！"老马一本正经地说，"不过，这个病例又给我长了教训。"

战战兢兢。

大网膜是腹腔内最大的腹膜皱襞，就像裙纱一样。大网膜下缘是游离的，活动度较大，覆盖在内脏的表面。大网膜本身含有大量的血管、淋巴管、脂肪，如果大网膜扭转，很容易引起血液循环障碍，从而引起明显腹痛、消化道症状，有时候很难与其他急腹症相鉴别。

　　为什么会发生大网膜扭转呢？可能跟患者的大网膜形态异常、肠黏膜粘连、剧烈运动、突然改变体位等有关。我建议大家，刚吃完饭不要剧烈运动，因为这样可能会发生大网膜扭转。

[17]

分清狂犬病和破伤风的关键

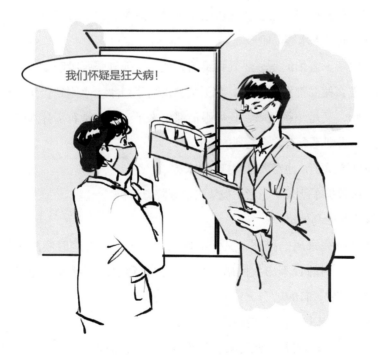

一旦确诊狂犬病，必死无疑！

患者遇到疾病会害怕，医生见到某些疾病也会害怕。

嘴角流口水、吃不下饭、喝不了水……难道是脑卒中？

老王，男性，42岁。

这天早晨起来，老王发现自己左侧口角总是流口水，嘴巴像合不拢一样，而且喝水容易呛咳。

更让老王害怕的是，热气腾腾的大馒头，他勉强张嘴咬了一口，却似乎怎么使劲都吞不下去。老王又尝试喝了口水，水刚到舌头，正准备下咽，又是一顿猛咳，咳得眼泪都出来了。估计是有部分水呛入了气管，否则不会有这么剧烈的反应。

事情严重了，他老婆赶紧打120求救。

很快救护车就来了，老王被架去了医院急诊科。

今天是老马值班。

老马听完家属的描述，又仔细检查了老王。老王这时候除了紧张、焦虑，别的看不出大问题，心电监护看到血压、呼吸都是正常的，心率偏快，110次/分，可能跟紧张有关。

"伸舌头出来看看。"老马说。

老王老婆急着说："他历来舌苔都很厚的，我给他吃过很多祛湿的东西。"

老马直白地说："我不是看舌苔，我是看他舌头伸出来能不能摆在中间，以及能不能左右移动。如果是脑卒中，那么患者的舌头伸出来可能会偏向一侧，而不是居中的。正常人的舌头伸出来是居中的。"

老马是对的，人体大脑控制身体所有有意识的活动，舌肌也是受大脑控制的。如果是脑卒中，又刚好损伤了控制舌头运动的区域，那么舌头就会偏向一侧。

老王的舌头伸出来了，但吓坏了他老婆。因为他的舌头不是居中的，而是偏向右侧。

"医生，这样就能确定是脑卒中了吗？"老王自己也焦虑万分，问老马。老马才知道，原来老王说话也有点不利索了。老王老婆告诉老马，在这之前他说话是非常利索的，平时他俩吵架他都没怎么输过。

老马说："怕是脑血管意外（脑卒中），得做头颅CT检查。"

老马这个担心是有道理的。老王有高血压四五年了，平时血压控制得不是很好，突然发生说话不利索、口角流口水、饮水呛咳、伸舌不居中，不得不让人警惕是脑血管意外。

发生脑血管意外时，大脑功能障碍，人体所有骨骼肌功能都可能受影响，最常见的就是一侧肢体瘫痪、舌肌瘫痪。表情肌也会受到影响，比如一侧额纹变浅或消失、嘴角歪斜、鼻唇沟变浅或消失，等等；严重的还会有呼吸肌障碍，发生明显的呼吸困难。

但老王也有一些让老马想不通的情况，那就是从始至终老王都是清醒的，他的四肢肌力正常，没有偏瘫，连肢体乏力都没有，感觉四肢还是正常的；而且查体发现，他的一些神经系统体征都是阴性的，不像典型的脑血管意外表现。

不管如何，先做头颅CT肯定是正确的。

开了单，规培医生推着老王去CT室。

排除脑出血，又疑脑梗死

结果很快出来了，没有脑出血。

这个结果出乎老马意料，但细想也有道理。患者的体征不典型，不是脑出血也不奇怪。一般有脑出血的患者，往往会有呕吐、脑膜刺激征阳性、昏迷等表现，而老王都没有。关键是，老王的血压是正常的，只有130/80mmHg。平时急诊科见到的脑出血患者，血压的收缩压都在180mmHg以上。

"没有脑出血，不代表没有问题。有可能会有脑梗死。"老马告诉老王和他老婆。

"脑梗死也是脑卒中吗？"老王问。

"是的。"老马说，"脑出血就是脑袋里的血管裂了，血液直接流出来接触大脑组织，对大脑组织产生压迫、刺激等，大脑组织会缺血、缺氧，迅速坏死，从而发生一系列功能障碍。而脑梗死，是脑血管狭窄、堵塞了，血液过不去，氧气也就过不去，那么这部分脑组织就因为缺血、缺氧而发生坏死。但这个过程比较缓慢，比脑出血要慢，所以我们现在查头颅CT是看不到明显的脑梗死的。必须等24～48小时后，这部分缺血的脑组织水肿坏死明显了，CT才看得出来。"

老王听说不是脑出血，本来有些高兴了，但听到医生说还有可能是脑梗死，顿时又悲伤了。难不成今天真的是厄运难逃吗？

神经内科医生也过来了，是老马请来会诊的。

神经内科医生看了片子后，说："有些腔隙性脑梗死，不严重，但不排除有大面积脑梗死。现在片子还看不出来，可以先住院观察治疗，明后天再复查头颅CT，或者直接做MRI看得清晰一些。"

那就住院吧。

老王住进神经内科，医生下的入院诊断是脑梗死、高血压。这种病在神经内科太常见了。每个脑梗死患者的症状、体征都不相同，有些是说不了话，有些是动不了手脚，有些直接就昏迷了，还有一些是像老王这样——吞咽困难、饮水呛咳。

"你这种情况叫球麻痹，"神经内科医生给老王解释，"脑有很多部分，其中一部分叫脑干。脑干是非常重要的，可以说是生命的中枢。脑干又可以分为延髓、脑桥、中脑三部分。延髓的外观看起来像个球，圆圆的，所以也叫延髓球，在延髓球里有很多神经核团，控制人体的呼吸、吞咽、咳嗽等功能。当脑干中风刚好损伤到这些核团（神经细胞组织）时，人体就会出现吞咽困难、饮水呛咳、发音障碍等症状，我们叫它延髓麻痹，也叫球麻痹。你现在这个表现，是比较典型的球麻痹。"神经内科医生为了缓和老王的焦虑情绪，特意给他解释清楚，同时告知他治疗方案，鼓励他。老王听了后，也终于对自己的病情有了大致的了解，不再那么恐惧了。

"没关系，我们可以先给你的静脉输些营养物质，饿不着的。"医生笑着说。

医生处方了常规的脑梗死治疗方案，比如抗血小板聚集、脑保护、营养神经，等等。

到第二天，老王的症状还是没有改善，甚至有加重的趋势，口水哗哗流，喝水更困难了，想张嘴吃点东西都费劲。他整个人都很虚弱，感觉手脚也没以前有力了。

这不对劲啊。

遇到这种病，必死无疑

不单患者这么想，神经内科医生也开始警惕了。因为查体发现老王的右上肢肌力减弱了，只有4级（正常有5级）。

赶紧送老王去复查头颅CT，还把MRI一起做了。

报告出来了，结果让神经内科医生慌了手脚。

没有脑出血，也没有脑梗死！

抽血化验结果也显示，老王的血脂基本上是正常的。这不像是一个脑血管意外患者的表现，更何况颅脑CT/MRI检查已经否定了脑血管意外的诊断！

那会是什么问题呢？

没有过多的时间让神经内科医生思考了。因为患者的症状更明显了，如果这时候还守着脑血管意外这个诊断不放，那么神经内科医生就太蠢了。

"患者饮水呛咳、吞咽困难、发音障碍、张口困难，还会是什么疾病导致的呢？肯定是神经系统疾病，那会是什么呢？"神经内科的几个医生紧急开会讨论了起来。

没等大家开口，一个年长一些的医生就说了："别搞不好是个狂犬病啊？"

糟糕！

狂犬病的确会有饮水呛咳、恐水等表现，患者既然不是脑血管意外，那就只能考虑这些少见的原因了。

大家一听到这个疾病都颤抖了。如果患者真的是狂犬病，那么现在这么明显的症状，肯定是发病了，而且可能是病程的中后期了，所剩时日无多。患者会迅速因为呼吸衰竭而死亡，而且死亡之前会异常恐怖。

"赶紧去确认一下，"神经内科主任沉着声音说，"看看患者有没有狗咬病史，有没有伤口，有没有及时注射疫苗。另外，我们把感染科也请来看看吧。"

狂犬病，多数人都听说过，但没几个人亲眼见过。一旦见过一例，真的是终生难忘。患者异常恐水，听到水声，或者见到水，都会发生喉头痉挛，即便患者口渴、口唇干裂，也没办法把水咽下去。因为狂犬病毒侵犯了神经，大脑一联想到水，就有快要窒息的感觉。

"这说的就是我们现在的8床（老王）啊。"管床医生的心拔凉拔凉的。

管床医生去问老王的老婆，老王最近有没有被狗咬过。

老王老婆回忆了一下，说："2个月前被小狗蹭了蹭皮肤。"

完了。

小小的伤疤成为重点怀疑对象

管床医生有点绝望了，私底下告诉他老婆，说："现在怀疑是狂犬病。"然后把狂犬病的发病经过、典型临床表现告诉了她。

她听后也是大惊失色，许久回不过神来。尤其是听到管床医生说，如果真的是狂犬病，那么基本上是死路一条了，从来没有听过得狂犬病还能活下来的。

管床医生这时候说这样的话似乎不是很妥当，但他也是为了提前告知，避免后期产生不必要的麻烦。

老王的老婆喃喃道："不会啊，我们，我们当时有打疫苗的啊！当时就打了的，还打了三次，打够了啊……"她嘴唇发抖，已经开始语无伦次。

老王现在情况很差了，吃喝不得；而且整个人很焦虑，既清醒又焦虑。他看到老婆被医生单独叫出去说话，估计不是什么好事，更是怕得要命。

万念俱灰，整个人都消沉了。

听到有怀疑狂犬病的患者，感染科主任挂了电话就赶过来了。

"狂犬病并不会传染人，大家不要害怕。"感染科主任说，"而且，如果打过疫苗的话，一般不会再发病了，除非损伤特别严重，疫苗接种不及时，或者……呵呵……"他苦笑了几下，"或者是碰到了假疫苗。"

感染科主任了解了老王的病情后，就到床旁看他。

他首先问了患者当时被狗咬的伤口，家属说是右下肢，撩起裤腿，早就没有痕迹了。

"当时咬的伤口也不严重，只是破了点皮。"老王老婆对感染科主任说。到现在，她的声音都还有些发抖。但在老王面前，她还是强作镇定。

感染科主任没说话，默默看了老王10秒钟。

老王说："我手臂很痛，现在手脚活动都不方便了。"

两个主任都在。

感染科主任抬起患者的手臂，他的整个手臂肌肉都是僵硬的，而且脸上的表情有些古怪。

"张开嘴巴给我看看。"感染科主任对老王说。

老王听到指令，努力想张开嘴巴，却只能张开不到2cm。

"再努力点，再大一点。"感染科主任鼓励他。

老王拼命张开嘴巴，却无论如何都打不开，冷不防口水又流了出来。他自己既感到悲愤，又尴尬、难过。

感染科主任又仔细地检查了一遍老王的身体，让他脱下袜子，突然看到老王的左侧小脚趾处有个结痂，大概2cm长。感染科主任不动声色，问老王："这是什么时候受的伤？怎么受的伤？"

老王还没来得及回答，他老婆就搭腔了，说是1个多星期前做木工时被木屑扎伤了，当时已经简单消毒了。

感染科主任盯着这个结痂，良久不语。突然转过身来，让神经内科主任看，说："这可能是疾病的源头。"

神经内科主任恍然大悟，说了三个字：

"破伤风？！"

这种疾病无法检测，全靠医生的眼睛确诊

神经内科主任马上联想到了破伤风，但并不确定，所以语气中有惊讶，同时透露出一丝怀疑。

感染科主任望着老王，说："不大可能是狂犬病，这个狗咬的伤

255

口很小很小，仅仅破了点皮肤，而且当时按照规定流程接种了狂犬疫苗，不可能再有狂犬病，我们要相信这一点。最关键的是，狂犬病患者会有恐水、怕风，会有咽喉肌和呼吸肌痉挛、全身疼痛性抽搐，但是不会有张口困难。我见过的狂犬病发病患者，没有张嘴这么僵硬的，你看患者整个口腔都张不开了。患者除了有张嘴困难，还有颈部、手臂、腿部肌肉痉挛。我一碰他，他的肌肉就绷得紧紧的，非常紧张、容易激动。"

神经内科主任静静地听，不时点头。

感染科主任继续说："你看患者这个面容，如果我没猜错的话，应该就是破伤风典型的苦笑脸了。由于脸部肌肉痉挛，导致眉头紧皱、嘴角下缩，看起来像苦笑一样。我没有见过典型的面容，但我估计这应该就是了。"

管床医生听后，醍醐灌顶，对感染科主任钦佩不已，问感染科主任："老师，您认为患者左侧小脚趾这里是病原体入侵的源头？"

感染科主任点点头，说："应该是。这里虽然结痂了，但里面可能还是有问题的。破伤风杆菌是厌氧菌，最讨厌氧气，有氧气在它是无法存活的，所以一般都是在一些很深很长的伤口里生长。患者脚趾这里的伤口估计不浅，而且结痂了，里面说不定就有无氧环境，破伤风杆菌可以借助里面的神经作为跳板，顺势直入脊髓运动神经元，造成脊髓神经损伤，从而导致身体多处肌肉紧张、痉挛。最先开始的是咀嚼肌紧张发硬，患者无法咬碎食物、无法吞咽，后来是面部肌肉、颈部肌肉，最后可能因呼吸肌痉挛而窒息死亡……"

老王和他老婆在一旁听着，越听越害怕。尤其是他老婆，赶紧对感染科主任说："是的主任，当时伤口有点深，我们自己处理了，后来伤口结痂了，没想到会有破伤风。"

"你们当时去医院打破伤风抗毒素（TAT）了吗？"神经内科主任问。

"没有，没有去医院，"患者老婆很懊恼地说，"平时扎伤、磕伤我们都是自己处理的，以为是小问题。"

"那怎么确诊是破伤风呢？"管床医生问。

感染科主任微笑，说："没有实验室检查，没有抗原，没有抗体，什么检查都没有。"这个回答让管床医生很纳闷。

"那怎么确诊？"他继续问，"虽然看起来很像，但……"他欲言又止。感染科主任自然明白他的意思——没有确诊，就没办法针对性治疗，贸然用药，那是相当有风险的。

"凭我们的眼睛确诊。"感染科主任缓缓地说。

这句话一出，包括神经内科主任在内的人都感到好奇。神经内科主任虽然是神经内科领域的专家，但对破伤风这种既有外科疾病性质，又有感染科疾病性质的疾病不是特别了解。

感染科主任继续说："破伤风诊断靠的是明确的外伤史和典型的临床表现，等到患者出现角弓反张的时候，估计大家都能诊断了。所谓的角弓反张，就是人像虾一样弓起来了，不是向前弓，而是向后弓。那是因为腹壁的肌肉、背部的肌肉同时僵硬、痉挛，而背部的肌肉更加发达、有力，所以整个身体会向后弓，像拉满弦的弓一样。"

"依我看，患者是破伤风的可能性最大，不是狂犬病。"感染科主任最后给出了自己的意见。

这个意见决定了患者的生死。如果患者是狂犬病，那么估计活不了几天了，因为他已经发病了。但如果患者是破伤风，那就还有回转的余地。虽然破伤风死亡率也高达50%以上，但只要及时处理，患者还是有可能活下来的。

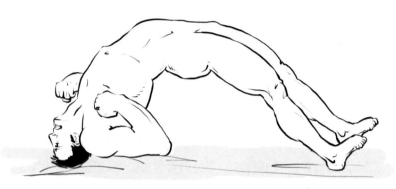

这是典型的在破伤风后期会出现的角弓反张

这对于患者和家属来说，无疑是天大的好消息。

为寻求一个安静、稳定的治疗环境，也考虑到患者需要使用较大剂量的镇静药、镇痛药、肌肉松弛药，甚至可能需要做气管插管、气管切开，或者接呼吸机治疗，科室最终请了ICU主任会诊，送去ICU监护治疗。

患者老婆哭得很"凶猛"，两个孩子也从外地回来了。患者老婆就差给医生下跪了，说："无论如何都要救，砸锅卖铁也救！"

医生当天迅速用了大剂量免疫球蛋白，目的是中和还没有跟神经结合的破伤风毒素，尽可能降低损伤。但已经跟神经结合了的毒素，是没有办法分离出来了。另外，再次在麻醉下敞开患者左下肢小脚趾旁的伤口，恢复有氧环境，阻碍破伤风杆菌生长。医生上上下下检查了好几遍，确认没有别的地方有伤口、有结痂才放心。

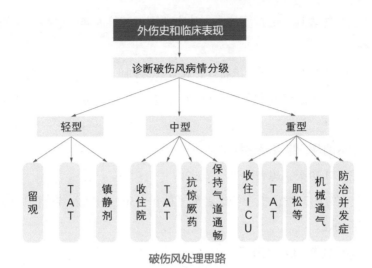

破伤风处理思路

为了使患者安静、缓解肌肉疼痛、减少抽搐发作，ICU医生用了较大剂量镇静药、肌松药，也做了气管切开，并且接上了呼吸机。只要用呼吸机维持，患者就不会因为窒息而死亡。

接下来就是等待。

时间又过去了5天，患者还是安静地躺在ICU病房，没有死亡。所有人都松了口气，要知道，虽然感染科主任分析得头头是道，认为患者是破伤风而不是狂犬病，但并没有很多人见过这两种疾病，更别说能确切地鉴别了。但现在，大家都区分出来了。

如果是狂犬病，患者早已经死了。狂犬病一旦发病，没有人能挺过5天。

这是教科书告诉大家的。

现在好了，患者明确是破伤风：有明确的受伤病史，时间也符合——受伤10天左右发病，不是脑血管意外，有明显的肌肉痉挛、吞咽困难等表现；更重要的是，他有典型的苦笑面容，这是诊断的关键之一。

时间又过去了一周，患者还在ICU。他的肌肉痉挛、僵硬发作越来越少，但后来患者并发了肺部感染，痰多，氧合指数一度下降到让人担心的水平。

幸运的是，患者最终扛了过来。

住ICU 30天，患者终于活了过来。

出ICU的时候，护士给患者称了体重，50kg，比入院时的70kg足足瘦了20kg。

骨瘦如柴，但命还在。

活着，就好。

这位患者之所以会发生破伤风，就是因为脚上有一个小伤口。破伤风杆菌在泥土里、生锈的铁钉上、木屑上等多处都有踪迹，它对环境的适应性很强。破伤风杆菌是厌氧菌，它在无氧环境下特别容易生存。如果伤口很深、口子很小，那么伤口里面就容易形成无氧环境，假如破伤风杆菌侵入，就容易导致感染。破伤风杆菌会分泌外毒素，主要是痉挛毒素，这些毒素侵入神经就会导致肌肉痉挛，出现前文描述过的一系列表现。

　　破伤风能预防吗？能！彻底对伤口进行清创，改善局部循环，杜绝无氧环境，是预防破伤风的关键。此外，我国现行的计划免疫疫苗接种已经包括了破伤风免疫注射（如百白破疫苗），注射后能产生稳定的免疫力。如果之前没有打过疫苗，那么在受伤后尽快皮下注射破伤风抗毒素也有预防作用。

[18]

生命如歌

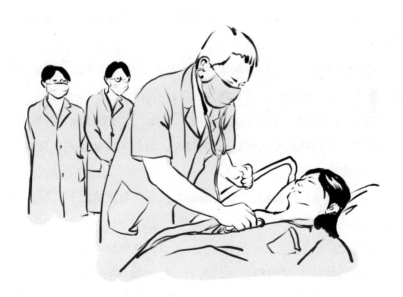

医生给患者听诊心脏，怀疑是心房颤动

早饭后突然昏迷

冯女士46岁。

她被送来急诊科的时候已经昏迷了。

是患者妹妹送来的。据妹妹介绍，姐姐自己一个人住，有一个儿子正在外地读大学。急诊科医生老马问："患者丈夫来不来？"

妹妹这时候还焦虑不安，她直截了当地说："他们已经离了好几年了，不会通知他。要签什么字，我都可以签。"

"什么时候发现患者昏迷的？"老马问。

"就刚刚，我们一起吃完饭，刚出店门，她就倒下了。我都不知道怎么回事，真是吓死我了！"患者妹妹的口唇还在微微颤抖，看得出她非常害怕。

老马给患者量了血压，测了血糖，基本上都是正常的。随后让人赶紧送患者去做头颅CT，看看颅内有没有情况。

"突然昏迷的人，最多见的还是脑内情况，比如脑出血、脑栓塞、脑梗死等。我们要做个头颅CT看看情况，当然也可能是别的问题。"老马跟患者妹妹解释。

"做吧，"她有些抽泣，"好端端的人，怎么突然就倒下了呢？"她自言自语。

就在大家准备推患者出抢救室时，患者悠悠地醒了过来。

这让她妹妹大喜过望，破涕为笑，她紧紧握住姐姐的左手，哭喊："我苦命的姐姐，你终于醒了！你吓得我够呛，我的心脏都要跳出来了！"

昏迷常见病因

重症急性感染	比如败血症、肺炎、中毒型菌痢、伤寒、斑疹伤寒、恙虫病、颅脑感染（脑炎、脑膜脑炎、脑型疟疾）等
颅脑非感染性疾病	1. 脑血管疾病：脑缺血、脑出血、蛛网膜下腔出血、脑栓塞、脑血栓形成、高血压脑病等； 2. 脑占位性疾病：脑肿瘤、脑脓肿等； 3. 颅脑损伤：脑震荡、脑挫裂伤、外伤性颅内血肿、颅骨骨折等； 4. 癫痫
内分泌与代谢疾病	甲状腺危象、甲状腺功能减退、尿毒症、肝性脑病、肺性脑病、糖尿病、低血糖、妊娠中毒症等
心血管疾病	如重度休克、心律失常引起的阿-斯综合征等
电解质紊乱	低钠血症、低氯性碱中毒、高氯性酸中毒等
外源性中毒	如安眠药、有机磷杀虫药、氰化物、一氧化碳、酒精和吗啡等中毒，还有毒蛇咬伤
物理性及缺氧性损害	如高温中暑、日射病、触电、高山病等

一时间，急诊科很多人都被这姐妹俩吸引了，纷纷驻足观看。

老马也没想到患者这么快就醒了过来，赶紧过来判断患者的意识，还用手电筒照看了患者的瞳孔，冯女士本能地躲闪。问叫什么名字，冯女士都能准确地回答；问她知不知道现在在什么地方，冯女士环顾了一下四周，嘴唇动了动，低声说："应该是在医院吧。我怎么会在医院呢，发生什么事了？"

说完转头望着自己的妹妹，似乎在等妹妹给她解释。

老马看到冯女士的反应，也舒了一口气。看来，患者是真的醒了。患者的昏迷时间不超过20分钟，看来是一过性意识障碍。

冯女士真是命大，她本人是一名出租车司机，老马说："这要是在开车的时候昏倒，那后果就不堪设想了。"

"CT还要做吗，老师？"规培医生问老马。

"做，当然还得做！颅内什么情况还不知道呢。不只做CT，估计住院以后还得做头颅MRI。别搞不好是颅内肿瘤、血管破裂或栓塞什么的，怪棘手的。"

患者妹妹突然惊讶地喊了出来："姐姐，你的左手怎么一点力气都没有呢？"

老马听到后，赶紧过来仔细查看了患者的四肢肌力。果然，患者左上肢肌力几乎为0，其他肢体肌力还算正常。

"患者左上肢瘫痪了。"老马说。

这句话虽短，但足够吓人了，冯女士自己倒是没太惊讶，更多的是迷茫。

本以为姐姐醒了就平安无事了，没想到姐姐的一只手无法动弹，情绪大起大落，患者妹妹又哭了出来。她虽然不懂医学，但是瘫痪还是懂的。

"医生，求求你一定要救救我姐姐。"她红着眼睛，强忍着泪水对老马说。

老马点点头，说："我们会尽力的，先做了头颅CT再说。"

患者的左上肢瘫痪，估计还是脑袋出了问题。老马暗自思忖。

几个人小心翼翼地推着冯女士去了CT室。

急诊科的头颅CT无须排队。人一到，马上就被推进了机房。

结果出来了。

缺血性脑卒中考虑药物溶栓治疗

CT室的医生口头给了报告，说大脑有低密度灶，结合患者的情况，考虑是缺血性脑卒中可能性大。说直白一点，患者应该是脑梗死或脑栓塞了。

老马起初真担心患者是急性脑血管意外，但后面患者自己醒了过来，加上听说患者是自己养孩子，很不容易，更加同情她。希望她仅仅是一过性意识障碍，最好别是脑出血、脑梗死、脑栓塞、脑肿瘤等问题，但没想到，偏偏还是脑袋的问题。

CT看到颅内有一个低密度灶，这意味着那里没有血流了，可能是血栓堵住了某根血管。这是非常紧急的情况。如果不及时处理，那么这一块脑区域可能会缺血、坏死。怎么处理呢？那就是用药物溶解血栓。

找神经内科。

老马迅速有了主意。

在患者被推回急诊科的路上，老马给她妹妹解释了CT的情况，说考虑是缺血性脑卒中，可能需要药物溶栓治疗。

患者妹妹一头雾水，听不懂什么叫缺血性脑卒中，但看医生的表情，她大概也知道这不是一个简单的毛病。

甚至可能是一个随时能要姐姐性命的极为危重的疾病。

她猜得没错。

在等待神经内科会诊期间，老马再次给患者认真查体。很可惜，患者左上肢肌力仍然是消失的。除此之外，其他肢体肌力是正常的，额头、鼻唇沟的纹理都存在，讲话也基本正常，没有失语（言语错乱或词不达意，等等），也没有头痛、呕吐。

老马突然想到一个问题，自己漏做了一项检查。

那就是心脏听诊，而且心电图也漏做了。

该死，大意了。患者刚来的时候是昏迷的，老马一心想着让患者去做头颅CT，连心脏听诊都没做，这是一个急诊科"老兵"不应该犯的失误。心电图也还没做，因为患者妹妹说患者既往没有高血压病史，也没有心脏病病史，发病前没有胸痛等表现，不像心肌梗死，所以他没考虑心脏问题。

老马再次跟患者确认是否有心脏病病史，患者开口了，说："医生，我是有心脏病的。"

未及时治疗的心脏病成为重大健康威胁

这句话让她妹妹异常疑惑，在她的认知里，姐姐一直都是很健康的。从来没有听姐姐说过她有病，更别说是心脏病。

"医生，我有心房颤动（简称房颤）。"患者缓缓地说。

老马瞬间像被电流击中一样，整个人怔住不动了，但这些内心活动变化都是非常短暂的，他迅速调整了心态。患者自己承认有房颤，那就对了。这就可以解释患者为什么会有缺血性脑卒中了。

老马"嗯"了一声，听诊器探头伸入患者胸口。

一阵杂乱无序的心跳声音传入老马的耳朵。正常人的心跳是规律整齐的，而房颤患者的心跳是毫无节奏的。老马烦透了这样的心跳。这样的心跳让很多人失去了生命，也让很多人从此卧床不起（脑卒中）。眼前这个中年女子与自己的年纪相差无几，可能也要面临悲剧了。

"患者的确是房颤，做心电图看看。"老马吩咐身旁的规培医生。

心电图结果出来了，的确是房颤。

"你房颤多少年了？"老马问她。

"有四五年了吧。"患者淡定地回答，似乎在述说别人的事情一样。

"姐姐，你不是说体检结果都很正常吗？怎么会有房颤呢？"她妹妹到现在都没想明白为什么姐姐有心脏病。看来，这个姐姐对妹妹隐瞒了自己身体上的毛病。

"我没跟你说，是怕你担心。"患者挤出一丝笑容，右手摸着妹妹的手背。急诊科已经很久没有这么温情的时光了。

但现在还不是温情的时候，老马深知这点。"你的房颤有没有治疗？有没有吃华法林等抗凝药？房颤患者如果不抗凝治疗，一旦心脏血栓脱落，是非常有可能造成脑卒中的，你知道吗？"老马其实有些责怪她，但不想把话说得太重。

"吃过一段时间，"患者点点头，"后来需要频繁抽血（化验），我觉得麻烦，而且身体也没有不舒服，所以就停药了。"

房颤治疗

1. 抗凝治疗	这是最重要的治疗，目的是预防血栓栓塞，很多患者房颤后就发生了脑栓塞，就是因为没有坚持抗凝治疗。常用药物：华法林、达比加群酯、利伐沙班等
2. 转复并维持窦性心律	包括药物复律（胺碘酮、普罗帕酮等）、电复律、导管消融治疗
3. 控制心室率	常用药物：美托洛尔、地高辛、胺碘酮等，药物无效者可考虑房室结消融术，术后安置永久起搏器

"你真糊涂啊。"老马轻轻地说了一句。

刚好，神经内科医生匆匆赶来。

老马准备示意大家到外面商量病情，别打扰患者。没想到冯女士叫住了老马，说："有什么治疗措施可以直接跟我说，我能承受，不用刻意躲开。"

神经内科医生与老马面面相觑，他们很少在危重患者面前谈论治疗计划和预后，这打乱了他们的节奏。要知道，在一个危重患者面前说，你可能活不过今天了，或者说你可能很快就不行了……这样的话是很难说出口的，那是多么的残忍！

神经内科医生犹豫了一下，然后点点头，说："好吧，那就在这里讲。"

老马把患者的患病前后都跟神经内科医生说了，还一起看了 CT 片子。神经内科医生看过资料后，亲自给患者查体，左上肢肌力为 0，肌肉没有任何收缩，这点还是老样子。

"患者突然发病，一瞬间就昏迷，又很快醒了过来，醒来之后发现左上肢瘫痪，没有其他阳性症状。考虑到患者既往有房颤病史，而且没有系统吃抗凝药，心脏完全可能形成血栓。这个血栓一旦脱落，就可能随着血流栓塞到脑，这就是脑栓塞了。"神经内科医生简单总结了患者的病情。

他接着说："从患者发病到现在，还不到一个小时，还在溶栓治疗时间窗内，必须考虑药物溶栓治疗。"当前医学界认为，脑栓塞溶栓的时间窗是 4.5 小时，也就是说，发病后 4.5 小时内溶栓有效果，而且越早越好。如果耽误的时间长了，血栓可能机化、变硬，再溶栓就没效果了，而且那时候出血的可能性会大大增加。

"要迅速做决定，如果同意，我们马上给你用药物溶解血栓。"神经内科医生说，"你之所以左上肢动弹不得，那就是血栓导致的脑局部功能障碍。如果溶栓能把血栓解除，那么这个手的肌力是有机会恢复的。但是溶栓的风险也很高，有可能会造成出血。如果是脑出血，那就'悲剧'了。"

神经内科医生怕把话说重了吓到患者，缓了一缓后继续说："当然，目前我们溶栓后发生严重出血并发症的概率不到10%，风险还是相对低的。但是风险是存在的，你自己要知道这点。"

"如果不溶栓，说不定会有更多的肢体动弹不得，或者可能会有新发的脑卒中，这都不好说。"老马也插了一句。

"溶吧，我同意，我签字。"患者淡淡地说了一句，没有过多的思考和犹豫。

"好，那我们马上办理入院。"神经内科医生说。

患者妹妹抿着嘴唇，不发一言，只是双手紧紧握住患者的右手。这时候患者安慰她说："反正前后都可能是死，倒不如痛快一点，也好过动弹不得。搏一搏吧。"说完后她轻轻地笑了笑。

老马在一旁，不知道该说点什么安慰她。

幸运！成功溶栓

脑栓塞是急症，绿色通道开启，冯女士迅速办理了入院手续，转运至神经内科，住进监护室，接上了心电监护。医生也做了相应准备。

用的溶栓药叫rt-PA，中文名叫重组组织型纤溶酶原激活剂。这个药打入静脉，几乎是无坚不摧，只要是血栓（当然是相对新鲜的血栓），都能被溶解掉。老化的血栓都快硬成石头了，用"屠龙刀"也劈不开，更别说溶栓药了。这就是为什么医生强调溶栓的时间窗（时效性），越快越好，越早越好。

溶栓前，医生再次跟冯女士谈话确认，签了字。医生告知所有可能发生的并发症，包括最严重的脑出血。这很容易理解，溶栓药是溶解血栓的，如果因个体差异性，剂量偏大了，或者脑血管刚好有个小破口，那么这针溶栓药下去，完全可能导致大出血。脑栓塞没要她命，脑出血则可能送她上黄泉。

"懂了，明白。"冯女士坦然面对生死。

医生和护士似乎比冯女士更紧张，用药前大家反复查看了她的情况，几个医生对着颅脑CT片子指指点点，护士也是进进出出，忙得不可开交。

药取回来了，准备推药。

用溶栓药跟用别的药物感觉是不一样的。给患者用一瓶生理盐水，医生可能看都不看，但护士此刻手里攥着的是能决定患者生死的溶栓药，就好像点火发射火箭一样，场面有些紧张。

上药。

没有人出声，药物静悄悄地进入冯女士的静脉。通过静脉，迅速回流至右心脏，然后进入肺循环，绕了一圈后到左心室，然后进入脑，直奔病灶。

医生来回查看冯女士的意识，担心她昏迷。如果冯女士突然昏迷了，说明可能发生了脑出血，那就麻烦了。幸亏，冯女士的眼睛一直瞪得大大的，光亮异常，还很客气地跟身旁的护士道谢。

医生还非常关注冯女士的左上肢能不能活动，但一丁点反应都没有。

药物很快用完了。

冯女士还是清醒的，血压、心率如常，还是房颤。肢体的情况也大致同前，左上肢依旧是动弹不得。

再等等看，让子弹飞一会儿，让溶栓药在体内多转几圈，对准血栓多打几枪，说不定很快就有反应了。

千万不要脑出血，这是医生最担心的事情。前一段时间，一位患者刚做完溶栓就心跳骤停了。这样的悲剧没有人愿意再遇到。

"好好看着她，有变化随时喊我。"医生去休息前嘱咐护士。

2小时后，护士兴冲冲地过来，说患者左上肢似乎能动一下了。

值班医生脚步飞快，急匆匆地进了监护室，看到冯女士还是清醒的，他放心了一半。让她动一动左上肢，冯女士很努力地动了动手指，她左手的手指可以简单活动了。

医生大喜过望，但还不能太开心，风险与机遇依然并存。

再过了一个小时，冯女士的左上肢可以简单活动了。

医生反复评估，患者的瞳孔是好的，其余肢体肌力是正常的，神志是正常的，左上肢肌力起码有3级了（正常人有5级）。这太让人兴奋了！

冯女士自己却没有表现得很激动，她平静地接受了上天的"恩赐"。的确是上天先夺走了她的健康，然后又还了一点点，而且还没完全还回来。确实没什么值得高兴的，这些本来就是她的。

但这个变化，让在走廊徘徊了几个小时的妹妹心花怒放，喜笑颜开。她连声感谢了所有的医生和护士："是你们帮助了她，帮助了我姐姐！"

妹妹申请进入监护室看望姐姐，问她："要不要告诉小林（冯女士的儿子）你住院的事情？"

"别了，他帮不上忙，还耽误学习。以后再告诉他吧。"冯女士说。

妹妹欲言又止，最终同意了，说："我一个人也能照顾你，晚点再跟他说也行。"

到第二天，冯女士的左上肢已经活动自如了。

没有发生任何的出血迹象，皮肤黏膜没出血，更没有脑出血。这是一个成功的溶栓病例，上级医生查房时指出。

如果事情就这样顺利地发展，那该多好。

可惜。

夜间突然胸闷、气促，怀疑心肌梗死

夜间，冯女士突然胸闷、心慌。为什么会这样？她自己也搞不清楚，她以前从来没有过这样的情况。

值班医生迅速给她做了床边心电图。

"我在急诊科已经做过心电图了，还要做吗？"冯女士有些气喘，问值班医生。

"要的，此一时彼一时。那时候的心电图不能反映现在的情况，"值班医生说，"而且你现在有胸闷、气促，我们要排除心肌梗死可能。必须要做心电图。"

"我没有高血压、糖尿病，只有房颤，心肌梗死的概率大吗？"冯女士问。

"难讲，按理说你的年纪不算大，没有太多高危因素，不大可能是心肌梗死，但突发气促，还是要排除心肌梗死的，甚至我们还要给你拍胸片，排除气胸可能。"值班医生非常有耐心地解释。

冯女士接受了心电图检查。

心电图结果出来了，急性下壁心肌梗死！

大家没看错，值班医生也没弄错，心电图的确提示了急性下壁心肌梗死。

幸亏坚持做了心电图，否则就惹事了。值班医生的后背湿透了，一半是忙的，一半是紧张的：这个患者脑袋的问题没要她命，倒在心脏这里就麻烦了。

至于患者为什么会突发心肌梗死呢？值班医生也顾不上思考了。

赶紧叫了心内科值班医生过来。

心内科医生一看心电图——心肌梗死，没跑了。

一般来说，我们诊断心肌梗死需要靠三样东西，第一是患者有胸痛、胸闷、气促等心脏缺血表现，第二是心电图有表现，第三是心肌酶、肌钙蛋白升高。如果是心肌梗死，那么心脏的电活动会发生变化，这时候的心电图能立刻显示出来。还有就是心肌细胞破裂了，平时存在心肌细胞里面的心肌酶、肌钙蛋白会漏出来，流入血中，这时候抽血化验心肌酶、肌钙蛋白就会提示升高。但这个有反应时间，一旦梗死，心肌细胞并不会马上破裂，要心脏缺血、坏死到一定程度心肌细胞才会破裂。一般需要 1 ~ 2 个小时甚至更多的时间，才能确切看到心肌酶等指标升高。

而患者现在抽血化验的心肌酶还是正常的，心内科医生说："估计还不到时间窗，晚点复查肯定会高的。"

由于患者情况特殊，心内科和神经内科的二线医生也迅速赶了回来。大家一斟酌，考虑是急性心肌梗死。患者有房颤，估计是心脏的血栓脱落，顺着血流进入了心脏血管，血栓堵住了血管，就好像之前的血栓堵住脑血管一样。

这该死的血栓，换了一个场地，又狠狠地捣乱了一把。

如果冯女士足够倒霉，血栓下一次可能会栓塞她的肾脏血管、肠道血管、肢体血管，等等，想想都可怕。

冯女士自己倒是很镇定，虽然有些气喘，但她还是清醒的，明确表态：自己是想活下去的，医生觉得怎么做对自己有帮助就怎么做，她都签字同意。

她妹妹又红了眼睛，这脑栓塞刚过，心脏又出问题了，她已经手足无措了。

心内科二线医生说："患者得立即开通被血栓堵住的血管，才能挽救心脏，才能挽救性命。方法有两个，一个是跟之前溶解脑血栓一样，用药物溶栓。第二个是直接做冠脉造影，如果看到心脏血管严重狭窄或被血栓堵住，就直接碎掉血栓同时植入冠脉支架，恢复心脏血流，挽救濒临死亡的心肌。"

"哪个安全性更高？"患者妹妹问。

"做冠脉造影放支架的安全性更高，没有那么高的出血风险，而且疗效更加确切，"医生解释说，"但费用也是更多的。"

"那就按照医生的建议，做支架吧。"患者妹妹这回帮姐姐拿了主意。冯女士也认可这个方案，还是她自己签字。

手术立即进行。

冯女士被紧急转送至介入导管室。

冠脉造影是怎么回事，大家知道吗？我简单解释一下，患者的心脏血管被血栓堵住了，医生要确切了解血管是不是真被堵住了，那就造影。从血管内打入一定量的造影剂，造影剂随着血流进入心脏血管。这时候医生用X线对着看，造影剂在X线下是能显影的，血液不能显影。造影剂的走向实际上就是血管血流的走向了，如果某一根血管的造影剂走着走着突然中止，那么医生会认为这里有东西堵着，很可能就是血栓。

结果让医生傻眼了，冯女士的冠状动脉完好，没有看到狭窄，也没有看到血栓。

简直是见鬼了。

还好，冯女士的情况逐渐稳定了。在做造影期间，她的胸闷、气促表现逐渐缓解。这跟她的冠状动脉情况是相符合的。

看来，冯女士不是真正的心肌梗死。那怎么解释之前心电图的典型表现呢？医生自己也糊涂了。二线医生说："估计是患者先有血栓堵住，然后血栓自己溶解掉了，血管又恢复了通畅，所以冠脉造影看不到，患者的症状也明显减轻了。"

血栓自溶，也不是不可能。

这个解释也能让冯女士姐妹俩满意，不管怎么样，不是急性心肌梗死就好。

也幸亏没有选择药物溶栓，否则又要担心脑出血了。医生们也是手心冒汗，还好是虚惊一场。

本来一个房颤患者发生脑栓塞已经很倒霉了——房颤患者最怕的就是血栓脱落导致脑栓塞，冯女士已经遇到了。最该怪谁？只能怪她自己不听医嘱，不吃抗凝药。现在突然又说她有心肌梗死，而且怀疑是房颤血栓脱落，栓塞到了心脏血管。一个患者同时有脑栓塞、心肌梗死的概率太低了。

冯女士究竟得罪了谁，要受这样的折磨！

病情稳定了几天，冯女士的精神也一天比一天好。从入院时的脑栓塞，到后面的急性心肌梗死，生死逆转在旦夕之间，冯女士经历了太多。还好她足够淡定，并没有被病魔吓倒，反而越挫越勇。她的妹妹陪护了一个多星期，苍老了许多。

姐姐有难，妹妹心急。

"大难不死，必有后福。"冯女士笑着安慰妹妹说，"这次出院后，我想清楚了，得狠狠地吃华法林，把失去的补回来。"

"那也不必。"妹妹笑中带着泪花，"按照医生的医嘱吃就行了，也不能过量，过量会出血的。"

说罢两人咯咯地笑了起来。

病房里很少有这样的笑声。

急转直下，又见鬼门关

出院前一天，冯女士的肚子开始痛了。

这让医生很担心。

"估计是这几天吃了外面的食物不干净，闹肚子了。"妹妹安慰她说。

医生却不这么考虑。

"你有房颤，我们也做过心脏彩超了，的确看到心房内有血栓。谁也说不准这些血栓什么时候会掉下来。如果它真的再次掉一点，随着血液流动，栓塞到了肠系膜动脉，那就会导致肠子缺血、缺氧，会有腹痛、腹泻、便血等症状。我们先观察观察，如果用点药能缓解，那就算了。如果腹痛不缓解，你还得做腹部CT，看清楚有没有血栓脱落导致的肠系膜血管栓塞。"医生解释说。医生实在是太害怕了，所谓"一朝被蛇咬，十年怕井绳"，本来肠系膜血管栓塞的发生率并不高，但冯女士这样的房颤患者太特殊了，她一下子脑栓塞了，一下子心脏血管栓塞了，搞不好又会有肠系膜血管栓塞。

房颤就是一个恶魔，是个定时炸弹。心房颤动的时候，整个心脏的跳动是不规律的，是杂乱无章的，心脏里面的血流也是混乱的，容易形成涡流。血流一旦不够顺畅，就容易形成血栓，血栓一开始可能附在心房上，而一旦血栓脱落，悲剧就开始了。

"那就先用药看看吧。"冯女士说，"总不会那么倒霉，我真的又被血栓戏弄了吧？"她似乎想笑，但笑不出来。

空气中有一种压得人喘不过气的感觉。

熬到了下午，冯女士的腹痛没有减轻，反而加重了。整个腹部还有腰部都隐隐作痛。

神经内科医生先请了胃肠外科医生看，外科医生到达病房后，简单给冯女士查了肚子，按压了阑尾、胆囊的位置，叩击了肾脏，听诊了肠鸣音，等等。检查完，外科医生给出自己的意见："没有外科急腹症迹象，建议做腹部CT进一步明确诊断。不能排除肠系膜血管栓塞可能，要做就做CTA，打造影剂才能看清楚有没有血管栓塞。"

又是造影剂。

"没有造影剂就没办法看到血管是否被堵塞。但造影剂打多了，可能会对肾脏有损伤。"医生直白地对冯女士说，"但为了明确诊断，该打还是要打。万一真的造成了肾损伤，可以做血液透析。很多人的造影剂肾损伤都是暂时性的，可以恢复，但也可能无法恢复。你得知道这点，然后签字是否同意做CT。"

冯女士这时候肚子更痛了，听医生这么一说，苦笑着说："我没有别的选择了，只能签字。"同意打造影剂。

或许是从鬼门关里走了两次回来，此时的冯女士似乎更加珍惜自己的生命了。

在没做腹部CT之前，谁也不敢说冯女士的腹痛是什么原因导致的。

我们更加希望是普通胃肠炎引起的。

医生害怕是房颤血栓脱落导致的肠系膜动脉栓塞。

外科医生则认为不像普通急腹症，但具体是什么也说不好。

腹部CT结果出来了，医生们看完，倒吸了一口凉气。

没有肠系膜动脉栓塞，这本应是好事，但片子里明显看到冯女士的胰腺体尾部有一个肿块。没错，是胰腺，是肿块。

这还不算最糟糕的，更糟糕的是，肝脏里面看到很多小肿块，基本上确认是转移瘤了。因为如果是肝癌，肿瘤一般都是单发的，很少会有现在这样十几个肿块的。最有可能的情况就是别的地方的肿瘤转移过来了。

一口气转移了十几个瘤子。

胰腺体尾部的那个肿块，根据影像科医生的意见，估计就是原发肿瘤了。

胰腺癌，伴多发肝脏转移。

冯女士听到这个消息的时候，脸色彻底苍白了。她再也无法坚强了，泪水悄无声息地顺着她的脸庞落下。这个命途多舛的女子，房颤没有压垮她，脑栓塞也无法置她于死地，即便是急性心肌梗死也绕道而行了。而今天发现的胰腺癌，而且是晚期胰腺癌（已经有其他脏器转移，算是晚期），可以击垮任何一个坚强的人。

冯女士也不例外。

医生抽血查了一些肿瘤指标，都高得吓人。对于这些肿瘤指标，临床医生以前多数是嗤之以鼻的，因为它们该准的时候不准，不该准的时候又看起来很准。而这次，冯女士的指标跟病情高度符合，确诊胰腺癌没有疑问。

为什么冯女士反反复复发生血栓栓塞呢，房颤固然是病因，但胰腺癌又何尝是无辜的呢？恶性肿瘤患者本身血液黏稠，容易形成血栓，更加容易促使房颤血栓脱落。换句话说，恶性肿瘤和房颤加在一起，就是狼狈为奸。

冯女士是不幸的。

生命如此坚强，生命如此脆弱

"医生，我还能活多久？"冯女士冷静下来后，咨询前来会诊的消化内科医生。

"嗯，这个难讲，有些人能手术的话，可以活很久。有些情况差的，可能几个月或几年就不行了。个体差异很大，很难讲。"消化内科医生并没有给冯女士一个确切的说法，只给了一个模棱两可的答复。

冯女士突然瞪大了眼睛，说："能活多久对我很重要，希望医生能跟我说真话，不用隐瞒，我……顶得住。"冯女士说到这里的时候，语气微微有些颤抖了。

"按照我们的经验，晚期胰腺癌患者的5年生存率很低，不足5%。

换句话说，95%的人5年内都会走掉了。"消化内科医生还是打了个擦边球，仅仅说了一个数据，并没有给冯女士一个确切的时间。事实上谁也给不了一个确切的时间。医生有时候说患者可能活不过半年，但很多人活了几年还活蹦乱跳的。医生有时候估计患者能活几年，但可能患者一个月都熬不住就走了。

只有算命的才会掐指告诉你还能活多久，医生不行。

患者妹妹得知姐姐是胰腺癌后，她整个人都崩溃了。谁也没想到患者的腹痛，竟然是胰腺癌所致。为什么之前没有发现？为什么偏偏是这个时候才发现？医生解释说："有些胰腺癌是很隐匿的，而且进展很快，发现的时候多数都是晚期了。"

那天下午，姐妹俩在病房无话可说。

姐姐许久才开口，说："这件事不能继续瞒着小林，告诉他吧。以后就拜托你了，替我照顾他。"

之后的对话，没有人听到。病房的人只知道，那对苦命的姐妹，抱头痛哭。

当死亡缓慢逼近时，没有人能岿然不动。

冯女士选择继续跟病魔斗争。医生说："已经没有机会手术了，只能化疗和放疗。即便是化疗、放疗，效果也不一定好，而且副作用很大，不一定能承受得住。"

冯女士最终被转入肿瘤科，咬咬牙做了几次化疗。

那天晚上，冯女士出现了精神症状，似乎在跟人聊天，聊天的内容旁人听不懂。到后来，冯女士的病情更加严重，昏昏欲睡。

小林终于来到了母亲的身旁，痛哭流涕。

医生说："冯女士可能是肝衰竭，发生了肝性脑病，所以会有幻觉。"

"要不要考虑去ICU？如果不去ICU，患者可能很快就会因呼吸循环衰竭而死亡。"医生问。他说的是实话。

冯女士妹妹声嘶力竭，她不顾一切地要抢救姐姐，同意去ICU。

ICU的华哥来到冯女士身旁，她的意识已经模糊，口中念念有词，没人知道她在说什么。

但最后几个字，大家都听懂了，头发披散的冯女士闭着眼睛，气若游丝，从嘴角挤出几个字："回家……回家……"

冯女士最终没有去ICU。

华哥帮她们联系了救护车，送回家了，去ICU没有任何意义。

叶落归根。

医院一如既往地忙碌着。急诊科依旧如火如荼地上演着一幕幕扣人心弦的抢救大戏。

再过几年，也许就没有人记得，曾经有过一位姓冯的女性患者。但即便经过数年后或数十年后，再有年轻医生提起那个历经脑栓塞、急性心肌梗死而活下来，最后却死于胰腺癌肝转移、肝性脑病的人，估计年老的医生还会黯然长叹。

生命是坚强的，也是脆弱的。

胰腺癌是癌中之王，发病年龄以40～65岁多见，男女比例大概是2∶1，起病隐匿，很难发现。早期通常无特殊症状，等到出现明显症状时，多已进入晚期。病程短、病情恶化快。

常见的胰腺癌症状是腹痛，进行性加剧的中上腹痛或持续性腰背部剧痛，夜间明显。此外还有消化不良、黄疸、消瘦等症状。

病灶较小的胰腺癌应该争取手术切除，如果丧失手术机会，也可以考虑姑息性短路手术、化疗和放疗等。如果没有接受治疗，一般胰腺癌患者生存期在4个月左右。